新型コロナ〈感染ゼロ〉戦略、ニュージーランド

Chigusa Kimura-Steven
千種キムラ・スティーブン

作品社

はじめに

ご存知のように、中国の武漢で２０１９年12月頃から流行しはじめたCovid-19（以下新型コロナウイルス）は、変異しては、感染力を強める手強いウイルスです。現在はインド型のうちのデルタ株が猛威をふるっていて、一時減少した感染者の数も、再び増え続けています。２０２１年8月11日現在、世界の累計感染者は2億人以上、死者の累計も４３２万人を超えました。日本でもデルタ株の感染者の数は増え続けています。

では私の国ニュージーランドはどうか。

２０２０年3月26日から5月12日までの厳しいロックダウンが効を奏し、8月11日まで１０２日間、感染者はゼロ、そして２０２０年9月30日以降も感染者ゼロ、２０２１年はオークランドで感染者が出て10日間だけロックダウンがありましたが、オークランドも3月１日から5カ月半感染者はやはりゼロ。

南島では300日間以上感染者ゼロです。死者の総計も26人です（2021年8月11日現在）。

だから国民は、コロナ禍が世界に広がるなかで、レストランや映画館、コンサートや劇場などに行ったり、パーティを開いたり、スポーツをしたり、試合を観戦したりし、コロナ禍以前のように自由な生活を楽しむことができました。この国最大の都市オークランドでは、観客5万人のコンサートもありました。もちろん学校も開いていました。

そこで米国の経済情報ニュース「ブルームバーグ」は、ニュージーランドを世界一「新型コロナウイルスに強い国」と、判定しました。

また英国のエコノミック・インテリジェンス・ユニット（経済紙『エコノミスト』所属）は、6月9日発表の報告書で、オークランドを、「世界一住むのに適した都市」に認定しました。理由は、コロナ禍がなく、自由に暮らせるからだとありました。また同じ理由で、首都ウェリントンも「住むのに適した都市」の第4位に選ばれました。

ではなぜニュージーランドは、コロナ禍の影響をあまり受けなかったのか。

それはWHO（世界保健機関）や英国の『オブザーバー』紙が、「科学者と専門家」の意見を取り入れた優れた対応だと評価したジャシンダ・アーダーン首相および労働党政権がとった**「早期に、迅速に、厳しいウイルス排除」**の対応のおかげでした。もちろん水際対策もしっかりしていました。ですから他の国でデルタ株の感染が広がっていても、何の制約もなく暮らしていました。

そこで将来のパンデミックに対応するのにも役に立つと思い、アーダーン首相と労働党政権がとった新型コロナウイルスへの対応を紹介することにしたわけです。

これがこの本の最初の目的でした。

ところが残念ながら、8月17日火曜日、午後2時29分、オークランドでデルタ株の感染者が、1人見つかりました。

デルタ株の危険性を重視していたアーダーン首相と保健省局長アシュレイ・ブルームフィールド博士は、感染の拡大を止めるために、3時間半後の同日午後6時に記者会見を開き、その夜11時59分からレベル4のロックダウンを、全国では3日間、オークランドでは7日間おこなうと発表しました。

翌18日午後1時には、首相、ブルームフィールド博士、警察長官、財務大臣が一緒に記者会見を開きました。そこで首相はゲノムシークエンス（遺伝子配列）分析から、8月7日にオーストラリアから帰国し、16日に入院した男性が感染源だと判明した、感染者総数は現時点で11名に増えた、デルタ株は1人の感染力がそれまでのウイルスの3倍も強力なので、早期に厳しいロックダウンにしたと説明。財務大臣は政府の経済支援の内容を発表しました。

その後も感染者は増え続けたので、ロックダウンは延長され、毎日午後1時には、首相か保健大臣、財務大臣のうちの一人と、ブルームフィールド博士が記者会見し、新規の感染者数や感染者が訪問した場所の名前と訪問時間が発表され、その時間に訪れた者はPCR検査（以下「検査」）を受けるようにと通達があり、25日の時点では5万人以上が検査を受けています。また感染者全員のゲノムシークエンスの分析によって、サブ・クラスターも特定し、感染者がいるかどうかを調べる生活用水の調査も、全国でおこなわれています。もちろんワクチン接種も、12歳から15歳までを含め、急ピッチでおこなわれています。

デルタ株との戦いは、このように科学者や医療関係者も動員した大規模な総力戦となりました。

それに対する国民の支持率は84％、不支持は７％です。

そういう状況なのでこの本の最後には、デルタ株に対する対応を「補章」として入れることにしました。

そしてアーダーン首相と労働党政権がとった新型コロナウイルスへの対応については、最初の計画通り、第1章と第2章で紹介します。

第3章では、政府がロックダウン中におこなった広範囲にわたる経済支援などを紹介します。

なぜ経済支援についても言及するのか。

それはニュージーランド経済が、ロックダウン終了後、政府の適切な経済支援により、わずか3カ月で「ブルームバーグ」も驚くような14％の成長をとげたからです。

その後はトピックの枠を広げて、ロックダウンの法的問題についても、ニュージーランドだけでなく、他の国の例も挙げながら紹介します。法的問題を取り上げるのは、日本では厳しいロックダウンを実行するには憲法改正が必要だという主張があることに気がついたからです。

またコロナ禍の中でおこなわれた総選挙についても言及します。日本でもコロナ禍の中で２０２１年10月31日に総選挙がおこなわれると聞いているからです。

経済回復後にも残る様々な問題、コロナ禍での女性の被害などについても紹介します。

女性の問題も取り上げるのは、日本でもよく知られている「世界経済フォーラム」が、２０２１年３月末の報告書で、世界１５６カ国を対象に、新型コロナ禍で人々が受けた被害を調査した結果、コロナ禍は女性に対してより厳しい状況を生み出し、女性の失業率は男性より高く、家事育児の負担の増加や、家庭内暴力の増加などの「shadow pandemic」（二次的パンデミック）も起きていると言っているからです。また同報告書は、コロナ禍で、政治的分野での女性の進出も停滞してしまい、世界中で総計約３万５５００の国会レベルの議席のうち、女性が占める割合は20％と低く、高等教育を受ける可能性も減少しており、男女平等への道は一世代遅れることになり、国によっては１００年以上遅れると、悲観的な指摘もしています。

幸いニュージーランドでは、コロナ禍による女性の「二次的パンデミック」は、他の国ほど酷くはありませんでした。男女格差の有無でも、世界で第４位に上昇し、女性議員の数でもＯＥＣＤ諸国中、第１位になりました。また男女の自殺率も減少しています。それでもなお家庭内暴力の増加などがありました。そこでニュージーランドの女性が直面している問題について、世界の動向を視野に入れながら報告することにします。

そして第11章では、デルタ株の危険に対し、政府がとってきた対策も紹介します。

デルタ株は感染力が強く、菌が空中に残ります。それでインドなどのレッドゾーンから戻った飛行機の機内を掃除した清掃員が、清掃中に空気感染したり、隔離施設で、向かいあった部屋で、数秒間同時にドアを開けただけでも感染しました。そこで政府がとってきた対策の中で、日本でも役に立つと思われるものを紹介します。

またデルタ株を含め新型コロナウイルスは、感染すると様々な後遺症が残ると報じられています。それで第11章の最後では、脳科学者が警告する感染者が老後にかかる可能性のある疾患について紹介します。なお日本ではニュージーランドのことがあまり知られていないようなので、第5章と第8章の後、「コラム」という形で紹介します。

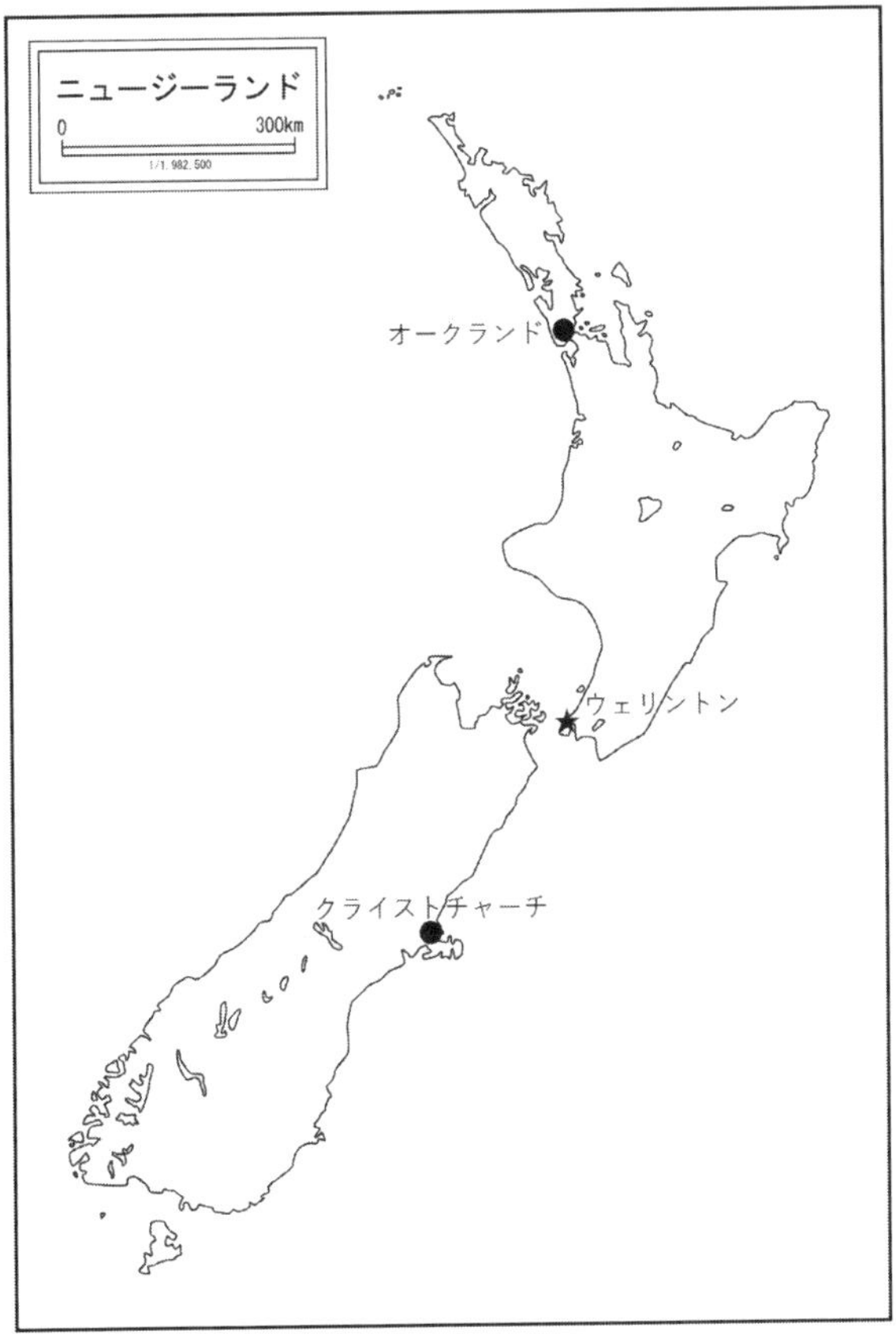
ニュージーランド
0
300km
1/1,982,500
オークランド
ウェリントン
クライストチャーチ

新型コロナ〈感染ゼロ〉戦略、ニュージーランド◯目次

はじめに

第1章 アーダーン首相の「早期に、迅速に、厳しい」作戦の成功

迅速な初期対応

なぜニュージーランドでは、新型コロナウイルスの国内感染が、長期にわたりゼロになったのか。

それは多くの国が称賛したように、「科学者と専門家」の意見を取り入れたアーダーン首相と労働党政権が、２０２０年3月26日から6月7日までおこなった最初の厳しいロックダウンが、迅速で徹底していたからです（5月13日から感染者ゼロ）。

そこで最初のロックダウン実施までの経過を、簡略に紹介しておきます。

政府は武漢やイタリアでの新型コロナウイルスの感染を見て、まず1月24日に保健省に「インシデント・マネジメント・チーム」（事件管理チーム）を立ち上げた。そして保健省を中心に保健、入国管理、産業、雇用、税関、警察、航空、交通、国防を含むすべての省庁の代表者を集めてワーキング・チームを結成

し、各省が最新の情報を共有できるようにしました。**つまり日本の省庁とは異なり、横繋ぎのワーキング・チームを作ったのです**。

同時に政府は、オークランド国際空港とクライストチャーチ国際空港を中心にした帰国者の管理体制を強化する方法、つまり水際対策についても、検討しはじめました。

そして2月3日、アーダーン首相はワーキング・グループの助言を受け、武漢からの外国人の入国を禁止し、同時に、ニュージーランド国籍を有する武漢からの帰国者に対しては、帰国後2週間自宅隔離をするように要求しました。

それが功を奏し、長い間感染者は出ませんでした。

しかし2月28日に、イランから帰国した60代の女性が感染していることが判明。3月4日には、イタリア旅行から戻った30代女性の感染が判明しました。

その後、二十数カ国を旅行中だったニュージーランド人たちが、新型コロナウイルスの感染を怖れてどんどん帰国しはじめ、国内の感染者が増えていきました。

そのなかで陽性反応を示す者が一番多かったのは米国からの帰国者、2位が中近東から（この中には、英国、スイス、デンマークなどから中近東を経て帰国した者も含む）、3位はオーストラリアからの帰国者でした。

このようにニュージーランドでは中国以外の国からの帰国者の間で初期の感染者が出たため、米国のように新型コロナウイルスを「チャイナウイルス」と呼んだり、アジア人への反感もありませんでした。

アーダーン首相や内閣閣僚は、海外からの帰国者を通して急速に感染が広がるのを見て、危機感を抱き、3月19日午後1時59分以降、ニュージーランド国籍や永住権を持つ者以外の入国を禁止し、同時に警戒レベルを2にすると発表しました。レベル2では、50名以上の集会は禁止となり、大きなイベントは開催できなくなりました。

それでも感染者が増え続け、その数は１００名近くになりました。

そこでアーダーン首相は、３月23日から６人以上の集まりを禁止する警戒レベル３にすると通告し、同時に３月26日から、警戒レベルを一番厳しいレベル４にし、ロックダウンを実施すると発表しました。**これは、感染抑制（スウェーデン式）から、ウイルスの排除に切り替えるという対策の変更を意味していました。**

アーダーン首相と労働党内閣が、急遽ウイルス排除を選んだのは、科学者たちの警告と助言があったからでした。

科学者たちの貢献

多数の感染者と死者を出した米国でも、すでに２０２０年の1月には、新型コロナウイルスの感染力の恐ろしさを予告していた科学者たちがいたそうです。しかし『The Premonition: A Pandemic Story』（邦訳『最悪の予感』早川書房）という本の著者、マイケル・ルイス氏は、メディアも政治家も注意を払わなかったと、ＣＢＳの２０２1年5月6日のインタビューで語っていました。おそらくトランプ大統領が、科学に対する不信を表明していたことが影響したのでしょう。

しかしニュージーランドのメディアは、科学に対する偏見がありませんでした。

だから科学者たちは、様々なメディアを通し、中国やイタリアなどで広がっている新型コロナウイルスのすさまじい感染力について警告を発し続けていました。

特に細菌学者、オークランド大学のスージー・ワイルズ准教授は、武漢の状況分析を通して、武漢から広がった新型コロナウイルスは、インフルエンザより危険だから、人との接触には1・8メートルの距離をとり、手洗いをよくし、ウイルスが付着している可能性があるので、手で顔をさわらぬようになどと、テレビやラジオ、新聞などを通して注意を与えました。

だから私たち国民は、感染者との接触や感染者がさわった物にふれることの危険性などは、早くから知っていました。

それで横浜港に入港していたダイヤモンド・プリンセス号で大勢の感染者が出たという報道を聞いて、日本はどうなるのか心配していました。すると乗客たちは、2月19日から下船しはじめ、電車や地下鉄などの公共機関を使って帰宅したというニュースが入り、みんな唖然としました。「日本政府は、一体何考えてるの」という電話が私のところにもたくさんかかってきました。「でも日本人はマスクをするし、よく手を洗うから大丈夫よ」、私はそう答えました。

ニュージーランド政府も、ていねいに手を洗い、ウイルスが付着している可能性があるので手で顔をさわらないようにと忠告しはじめていたからです。でもマスクをする習慣はない国なので、マスクを着用しろという指示はありませんでした。

一方科学者たちは、中国だけでなく、イタリアなどでも感染者や死者が増えているのを見て、ニュージーランドでも危機的状況が起きるのではないかと危惧していました。

そこでオークランド大学の物理学教授でPūnaha Matatini研究所の所長でもあったショーン・ヘンディ教授は、新型コロナウイルスについての対応策を考えるために、２０２０年3月の初めに、同研究所の研究員だけではなく、カンタベリー大学の教授など、国内の数学者や様々な分野の科学者20名に連絡し、研究チームを作りました。

チームはさっそくウイルスの感染力、国内感染のスピードなどを割り出し、もし対応を誤れば、最悪の場合、最初の４００日間で、ニュージーランドの総人口５００万人の89％が感染し、８万人が死亡する可能性があるという予測を得ました。

そこでチームは、ただちに国内の病院の病床数や、酸素吸入器の数なども含めた治療能力なども調査しました。すると国内の医療機関は、そのような危機的状況に対応する能力はなく、病床も酸素吸入器も大幅に不足することがわかりました（ニュージーランドでは入院できる個人経営の病院はないので、市立病院などを調べればよく、日本よりも病床数を調べるのは簡単です）。

実はニュージーランドの医療制度は、大きな問題を抱えていました。

というのは新型コロナウイルスに対する初期対応のよかった韓国や台湾、東南アジアでは、２００２年から２００３年に広がった「ＳＡＲＳ」（重症急性呼吸器症候群）によって、多数の犠牲者を出したので、次のパンデミックの発生にそなえて、病床や人工呼吸器の数を増やし、感染者の行動を丹念に追跡し、接触者を割り出し、感染を抑制するシステムも作り上げていました。

しかしニュージーランドでは、「ＳＡＲＳ」は広がりませんでした。そのためヘンディ教授のチームの調査で、病床や人工呼吸器の数も少なく、医療機関も新型コロナウイルスのようなパンデミックに対応できないことが判明したわけです。

またチームは、ウイルスの遺伝子のゲノム分析の方法や、どのようにして感染経路を追求するかについても研究をはじめました。

ヘンディ教授は、チームの調査で判明したことを、すぐ政府の「国家危機管理センター」に報告しました。

またヘンディ教授の大学の同僚で、Pūnaha Matatini 研究所のメンバーでもある例のスージー・ワイルズ准教授は、ヘンディ教授たちの研究結果についても、国民がパニックにならないように注意しながら、メディアを通して、報告しはじめました。

同時に疫学の専門家でパンデミックについて研究しているオタゴ大学のマイケル・ベイカー教授も、政府に対して、新型コロナウイルスのような感染力の強いウイルスに対しては、人の交流を最小限に抑える厳しい対策を、出来るだけ早急にとる必要があると進言し続けました（ベイカー教授は東京オリンピックの危険性について警告したので、日本でも知っている人がいるかもしれません）。


当初アーダーン首相および労働党は、これから冬に向かうので、国民に無料でインフルエンザの予防注射をおこない、インフルエンザの患者を最小限に抑えれば、新型コロナウイルスの感染者用の病床を確保しておけると考えていて、インフルエンザの予防接種をはじめていたところでした。

しかしヘンディ教授らの報告で、インフルエンザの患者がゼロでも、病床の絶対数が不足し、人工呼吸器も足りないことがわかったのです。

そこでアーダーン首相および政府閣僚、そして公衆衛生の専門家である保健省局長のブルームフィールド博士は、科学者たちの助言を取り入れて、人の交流を厳しく制限するレベル4のロックダウンを実施することにしたわけです。

そして首相は、ロックダウン開始後も、ヘンディ教授に刻々変わる感染状況を分析し、その結果を、週末も含め毎朝9時に報告するよう要請し、その報告をもとに、閣僚やブルームフィールド博士と話し合って対策を決めました。

ヘンディ教授はチームの割り出した分析結果をまとめて政府に報告するために、土日も働き、8月までには、復活祭にたった1日休暇をとっただけだったと言っていました。

そのようなヘンディ教授やその研究チーム、スージー・ワイルズ准教授やベイカー教授の努力のおかげで、アーダーン首相や労働党内閣は、新型コロナウイルスに対し、適切な対策をとることができたわけです。

そこで政府はヘンディ教授の努力に報いるために、2021年の新年を祝って授与する栄誉賞を教授に与えました。

また2021年3月末に発表されたPrime Minister's Science Prize（2020年度首相科学者賞）のうち、団体賞の5000万ドルは、ヘンディ教授の率いるPūnaha Matatini研究チームが受賞し、個人の科学者に与えられる同賞の受賞者の一人は、オタゴ大学のベイカー教授でした。

そして2020年に「最も社会に対する貢献度の高かったニュージーランド人」という賞には、ワイルズ准教授が選ばれました。

ワイルズ准教授は、長い髪をショッキングピンクに染めた個性的な女性で、テレビや新聞を通して、私たち国民にとっても馴染み深い存在でした。だからワイルズ准教授が「最も社会に対する貢献度の高かったニュージーランド人」という賞を受賞したことには驚きませんでした。

ワイルズ准教授は受賞後の記者会見で、**「ヨーロッパや英国などの科学者は、新型コロナウイルスの抑制という方法を推進したけれども、私たちは新型コロナウイルスは危険すぎるので、国内から徹底的に排除する必要があるという結論を出し、政府にもそう助言した」**と語っていました。

ベイカー教授は、「アーダーン首相たちが自分たち科学者の助言を受け入れて、即座に警戒レベル4の厳しいロックダウンに踏み切ると発表した時には、感激して涙が出た」と話していました。

デルタ株の国内感染者が出た時も、科学者たちは大活躍したので、それは補章で紹介します。

厳しいレベル4のロックダウン（3月26日‐4月27日）

アーダーン首相は、2020年の3月にはまだ39歳という若さでしたが（1歳の女児の母親）、政治家としての才能と決断力に恵まれていました。

それが明白になったのは、1年前の2019年の3月15日にオーストラリアのテロリストがクライストチャーチにある2つのモスクを襲撃し、51名を殺害し、多数の重傷者を出した時でした。というのは、首相は即座にクライストチャーチに飛んで遺族を慰め、国民に対しては、「They are us」「彼らも私たちと同じ（ニュージーランド国民）」だと強調し、イスラム教徒を差別しないように誘導しただけでなく、殺傷能力の高い軍用セミオートマチック銃の販売、所有を禁じる法律を制定し、半年で約５万６０００丁の銃を所有者から買い上げることに成功しました（総人口約５００万の国で）。それで世界中から称賛され、ノーベル平和賞にも推挙されました。受賞はしませんでしたが。

アーダーン首相は新型コロナウイルス対策でもそのような決断力と指導力を発揮し、科学者たちの助言を受け入れると、早速行動を起こし、３月23日に記者会見を開き、すべての学校の閉鎖を告げ、３日後の３月26日からレベル４にすると発表しました。

そして首相は、「何も対策をとらなければ」、「国内」の「感染者の数は5日ごとに2倍に増え」、「歴史上未曾有の数のニュージーランド人の命が奪われることになる」、だから人の交流を制限する一番厳しいレベル４のロックダウンをおこなうことにしたと、わかりやすい言葉で状況を説明しました。

実はその時点では、国内の感染者総数は１０２名。そのうち１００名は国外からの帰国者でしたが、２名の場合は、感染経路がわからず、科学者たちがもっとも警戒したのは、この感染経路のわからない２件でした。なぜならそれは国内に他にも感染者がいるかもしれないということを示唆していたからです。

アーダーン首相はそういう科学者たちの警告を受け入れ、レベル４のロックダウンに踏み切ったわけです。

そして内閣は、翌日の3月24日、議会にコロナ禍の緊急事態に対する3つの法案、「Covid-19 対応課税・社会支援緊急措置法」、「Covid-19 緊急管理措置法」、「Covid-19 予備費支援法」を提出し、可決されました。

その翌日の3月25日には、首相および内閣は「国家緊急事態宣言」を発動し、3月26日に警戒レベル

を4に引き上げ、全国的なロックダウンを開始しました。

国民は、私も含め、アーダーン首相の判断力を信頼していたし、科学者たちの警告や、イタリア等の死者の数からも新型コロナウイルスの危険性を知っていました。だからレベル4のロックダウンには驚きませんでしたが、その内容は、想像していた以上に厳しいものでした。

レベル4のロックダウンの内容

わかりやすいように、ロックダウンの内容を箇条書きにします。

＊同一住居に住む家族や同居人以外との接触は禁止。
なお首相は同一住居に住む人々をグループではなく「バブル」（風船等の球体の囲いの中の人）と呼んだ。「バブル」という概念は他の国でも採用され、オリンピックでも採用。
＊同居していなければ、自分の子供や孫との接触も禁止。
＊買い物は感染を防止するために、家族の一人が担当（常に同じ人物）。
＊65歳以上の独居者は、買い物も家族、隣人、友人に依頼し、外出しないこと。
＊店はスーパーマーケットと薬局のみ営業許可、なおスーパーと薬局では店員はゴムの手袋をし、カウンターにはプラスチックまたはガラスの仕切りが設けられたが、マスク着用はなし。
＊他の店舗や、レストラン、バー、喫茶店等もすべて営業停止。

＊保育園、幼稚園も閉鎖、小学校から大学まで、すべて閉鎖し、インターネット授業へ。
＊医者や看護師などの医療関係者、警察官、消防団員、スーパーや薬局の店員、必需品の運搬業者などのエッセンシャル・ワーカーを除き、すべての職場を閉鎖し、自宅勤務のできる者は自宅勤務に。
＊映画館、劇場なども閉鎖、スポーツのイベントもすべて禁止。
＊葬式には、家族のうち、1名のみ出席許可。
＊結婚式は不可、集会も不可、教会も閉鎖。
＊外出は自宅近くの散歩のみ、自転車でも可。しかし公園、海岸など人が集まる場へは行かないこと。
　65歳以上の独居者も、1人で散歩することは可能。
＊車の使用は、スーパー、薬局、病院へ行く以外は禁止（車が故障すれば、人の手を必要とするので）。

　なお首相は、同居している人々をわかりやすく「バブル」と呼び、バブル外の者は、家族でも交流が禁じられました。これは、人々の接触によってウイルスの感染が広がることを防ぐためでしたが、しかしインターネットや電話など様々な手段を通して、家族や友人たちとは連絡をとり続けることができたので、不満は少なかったようです。

　結婚式が禁止となったのは、南島のある町でおこなわれた結婚式を通して多数の感染者が出て、1人死亡したからでしたが、それに異議をとなえる人はいませんでした。

　ただし葬式の出席者は1名だけというのは、大変辛かったと、遺族は言っていましたが、規則を破る人はいませんでした。

日本では「緊急事態宣言」はレベル４だと考えられていますが、ニュージーランドのレベル４と比較すれば、緩い規則だということが、よくわかるのではないでしょうか。

ご存知かもしれませんが、ニュージーランドは多民族国家です。だからロックダウンの情報も、英語、マオリ語、ニュージーランド手話（主に記者会見で）の公用語の他に、太平洋諸国の言語、日本語を含む外国語、難民のソマリア語など35の言語に翻訳され、政府のホームページに記載されました。

海外からの帰国者は2週間隔離施設に

国内での新型コロナウイルスの感染を防ぐために最も重要な課題は、海外から帰国するニュージーランド国籍の保持者や永住権を持つ人々を、どう管理するかでした。この問題は、日本の水際対策にも参考になると思うので、少し詳しく説明します。

ニュージーランドの問題は、人々は海外旅行が大好きで、大勢の人が海外にいましたが、武漢が新型コロナウイルスのために閉鎖されると、大挙して帰国しはじめたことでした。

最初は1週間に７０００人以上が帰国しました。それでもロックダウンが始まる前の3月24日に、ウインストン・ピーターズ外務大臣は、まだ8万人以上が海外にいると発表しました。そして航空会社が運行を停止した武漢やチリなどにいる国民を救出するために、政府はオーストラリアと協力して、特別機を出しました。

にもかかわらず、政府の海外からの帰国者に対する対策は、最初はとても甘くて、２週間の自宅隔離を要求しただけでした。外出しなければならない時には、警察に連絡し、許可をとることになっていましたが、罰則は設けませんでした。そのため規則を無視して勝手に外出する者が多く、その結果急速に国内感染が広がりました。

しかもこういう緩い対策は、レベル4のロックダウンが始まっても続いていました。そのため国内にいる住民に厳しい対策をとっても、海外からの帰国者を通して感染者が増え続けました。

それで政府も自宅隔離は効果がないことを認め、政策を転換し、4月10日から、いくつかのホテルを隔離施設に決め、帰国者に対し、次のような厳しい規則を設けて管理しました。

次の制度は、2021年12月末まで継続されることになっています。

＊政府の指定したホテルで2週間隔離。その期間中の1人当たり3000ドルの費用は政府負担。
＊検査で陰性の場合は、ホテル内では自由に行動できるが、陽性の場合は、自室に隔離、食事もドアの外に運ぶ。
＊隔離ホテルを無断で出たものには、6カ月の拘束刑、または4000ドルの罰金。
＊隔離ホテルの警備は、民間の警備員が担当。
＊しかし無断外出者が出たため、隔離ホテルの警備には権威を持つ兵士が配属された。
＊ニュージーランドの国籍や永住権を持つ者が一時帰国した場合、90日以下の滞在なら、2週間の隔離施設滞在費の3000ドルは自己負担。2021年6月1日からは、規則が変わり、ニュージー

ランド滞在が120日以下なら、ホテル代の3000ドルは自己負担となった。これは短期間の休暇などで一時帰国する者を、国民の税金で支援するべきではないという批判があったために追加された規約。

このような政策、つまり帰国者を2週間ホテルに隔離し、1人当たり3000ドル（約30万円）の費用を国費でまかなうというのは、経済的負担が大きいことが、明らかではないでしょうか。

いくら経費がかかるかは、2020年12月25日のクリスマスの日にも、32の隔離施設にいたのは、5720余名だったことからも計算できると思います。もちろんその人数の中には、自己負担で滞在している者も、少数ですが、入っていますが。

にもかかわらず、ニュージーランド政府は国内感染をゼロにするのに必要な経費だとみなし、国民もそれを支持しているわけです。

隔離施設を勝手に出ようとする者も

なかには警備員の目をのがれて、塀を乗り越えて近くで買い物をしたりする者もいました。そのうちの一人は、他の宿泊客に迷惑な行為をしたり、金網の塀に穴をあけて近くの酒屋にワインやビールを買いに行き、酔っぱらってホテルの部屋のテレビを壊したりなどして、特別に悪質でした。そこで、2週間の隔離期間の最後の6日間は刑務所の一室に隔離されました。そして彼には、後に40時間のコミュニティ・サービスをしろという判決があり、ホテルの大型テレビを破壊したことに対しては、１０００ドルの罰金が科せられました。

そのように隔離中に規則をやぶって外出する者が出てきたので、民間の警備員では権威がないから、警官を配属すべきだという意見も出ました。しかし警官を配属しては、人手不足になるので、政府は兵士を警備にあたらせることにしました。それでも外出できないフラストレーションから、兵士に罵詈雑言をはく者もいて、兵士のストレスが増えました。それで警備を担当している兵士たちは必要があれば、カウンセリングを受けることができるようになりました。

もう一つの問題は、ニュージーランド国籍を持つ帰国者の中には、親の死期が近かったり、親の葬式に出席するために英国やオーストラリアなどから一時的に帰国する人たちもいて、２週間の隔離期間を終える前に外出したいと申請したことでした。政府はそれに対して、最初は特別の外出許可を出していました。ところが２０２０年6月16日に、英国から戻った２人の姉妹が外出許可を貰って父親の葬式に出席しましたが、実は２人ともウイルスの検査では陽性反応を示していたのを隠していました。しかも葬式に行く途中で、複数の人々と接触していたことが判明。にもかかわらず誰と接触したか真実を明かしませんでしたので、そういうことを許可すれば、再び国内に感染が広がる危険が大きいという批判が、国民の間から出ました（この時点では、ロックダウンは終わっていて、国内の感染者はゼロ）。それで政府は２週間の隔離期間中は、外出許可は出さないことにしました。それに抗議する帰国者もいましたが、国民は、ルールは曲げないという政府を支持しました。

ところが7月24日には、21日に到着したオーストラリア在住の女性が、急死した元夫で４人の子供たちの父親の遺体に対面させるため、4人の子供たちと隔離施設の塀を乗り越えて、オークランドへ行こうとしている途中で見つかりました。女性は「父親の遺体に対面させないのは子供たちに精神的ショックを与え、後遺症だって残る、国はその責任をとるのか」と、メディアまで巻き込んで抗議しました。しかし元夫の家族が、遺体が痛むのでと、すぐ葬儀をおこなったので、結局女性と子供たちは葬儀を2メートルの距離をあけて見ることが許可されました。しかし国民の間からは、自分たちはレベル4の時は身内の者のうち1人だけしか葬儀に出席できなかったのに、実に身勝手な女性だという批判も出ました。

結局その女性は、特別許可が出るのを待たずに子供たちを連れて塀を乗り越えて隔離施設を出て、意図的にコミュニティの安全を無視したということで、Covid-19に対する公衆衛生条項違反で、起訴され、14日間の刑に処されました。そして子供たちのうち成人である18歳の娘も同じ刑に問われましたが、裁判官は母親の命令にしたがっただけだということで、無罪としました。

このようなニュージーランドの帰国者への隔離政策に対しては、トランプ大統領の支持者の米国のFOXニュースのアナウンサーなどが、まるでナチスの強制収容所のようだと非難しました。それに対し、ニュージーランド側のジャーナリストは、それは違う、帰国者の隔離施設は高級ホテルやモーテルで、2週間の滞在費用はすべて国民の税金でまかなわれていると反論しました。

ドイツから帰国した私の友人も、オークランドの隔離施設のホテルに2週間滞在しましたが、食事も充実していておいしく、クリスマスなどの祭日には特別な料理が出るし、従業員たちはとても親切で、外にいる家族とは電話やSNSなどで交流できた、だから待遇は満点だった、だけど2週間外出できないことは、やはりきつかったと話していました。隔離施設を利用した者は、２０２１年９月８日現在、総計17万人ですが、その90％が隔離施設の対応は良かったと回答しているそうです。

そしてこのような海外からの帰国者に対する厳しい対策がいかに効果的かは、感染力の強いデルタ株に感染している者が多数帰国しても、隔離施設が防御塀になっていたので、国内での感染者は５カ月半もゼロだったことを見ればわかるのではないでしょうか。

レベル3のロックダウンへ（4月28日‐5月12日）

海外からの帰国者に対する対策も厳しいことを明らかにするために、時間的に先回りしてしまいましたが、国内におけるレベル４のロックダウンは最初４月20日に終わる予定でした。

しかしアーダーン首相は国内の新規の感染者がまだ二桁続きで、４月19日になりやっと９人に減ったこと、そして死者も計12名となったので、レベル４を１週間延長すると発表し、レベル３は４月28日未明からとなりました。

ここで記憶していただきたいのは、レベル４の厳しい人流抑制の効果がはっきり出て、レベル３になった４月28日の国内の新規感染者は３名、29日は２名だったことです、そして少し緩くなったレベル３の人流交流の制限も効果的で、新規の感染者は30日は３名、５月１日も３名、５月２日は増えて６名、しかしそれ以後は２名または１名と、どんどん新規感染者の数は減少していきました。そしてレベル３の最終日の５月13日には国内感染者ゼロとなりました。

なおレベル3でできるようになったのは、次のようなことでした。
＊同居していなくても、家族に会えること（**これはバブルが大きくなったことを意味する**）。
＊建設業などの外で仕事をする人々は仕事を開始できる。しかし2メートルの距離をおくこと。
＊結婚式や葬式、マオリの人々の集会所での集まりは、2メートル距離をとり10名まで可。
＊レストランなどは、テイクアウトや配達なら可能に。
＊保育所、幼稚園は4月29日から開園とし、園児を受け入れることが可能に。
＊しかし小学校から大学まではまだ閉鎖、インターネットでの授業に。
＊65歳以下は、2メートルの距離をとれば、人と交流できる。
＊ただし65歳以上は、家族以外の者との交流は禁止。外出も禁止。買い物も家族や友人に依頼すること。

日本の皆さんから見るとレベル3でも厳しいと思われるかもしれませんが、ニュージーランドの人々が一番喜んだのは、同居していない家族に会えるようになったことです。

テレビのインタビューでも、みんな両親、兄弟姉妹や、孫たちと会えるようになって嬉しいと言っていました。

また65歳以下の国民は、1カ月に及ぶレベル4の厳しい人流抑制の後、2メートルの距離をおいてなら、色々な人と交流できるようになったことに感激していました。65歳以上の私はまだ外出できないので、それをテレビで見るだけでしたが。

なお私の息子一家は英国にいるので、ニュージーランドには家族がいません。それでレベル3になっても相変わらず1人でした。それでも淋しい思いはしませんでした。日本人の友人の娘さんがレベル3の最初の週末に、素敵な夕食を玄関先まで届けてくれましたし、母の日には、昔の学生が家族の経営している中華料理店から、デザートもついたディナーを届けてくれたりしたからです。もちろん玄関先にですが。また隣の人とも、垣根越しに、おしゃべりを楽しむことができました。

面白いのは、レベル3になった最初の日の一番大きなニュースは、テイクアウトができるようになったマクドナルドやケンタッキーフライドチキンの店の前に、朝から長い車の列ができたことでした。車で並んでいたのは、若者や子供連れでしたが、お昼にはピザパイの店も人気でした。みんな自宅で作る料理にあきあきしていたからです。私は食物アレルギーがあるのであまり外食しませんが、それでも自分の料理には飽きていたので、友人の娘さんの料理と、昔の学生が届けてくれた中華料理に救われた気持ちでした。

以上のように、レベル3では、みんながわずかな自由がいかに素晴しいものか、改めて認識した時期でした。

レベル2のロックダウンへ（5月13日－6月8日）

17日間レベル3が続いた後、国内感染者がゼロだったので、5月14日未明から、レベル2のロックダウンになりました。

レベル2では、次のように65歳以上の私も、レベル4のロックダウンが始まって以来、50日ぶりに普通に近い生活ができるようになり、空気まで軽くなったような解放感を感じました。

＊65歳以上も自由に外出可能に。
＊すべての企業、および店舗、レストランなどのサービス業も営業開始。
＊医者や歯医者、美容院などへも行ける。
＊小学校から大学まで、5月18日からすべて普通の授業を開始。
＊集会は、結婚式、葬式、マオリの儀式も、50名まで許可。
＊5月25日からは、集会は100名まで可能になる。

レベル2になって、みんなが一番にしたことは、美容院や散髪に行くことでした。それまでは美容院や散髪に行けないので、テレビのアナウンサーなども髪が伸びていたりしましたが、レベル2になって、みんなすっきりした髪型になりました。もちろん美容院や理髪店は予約をとるのが難しいほど、どこも混んでいました。

私も2カ月ぶりに美容院へ行き、髪をカットしてもらいました。髪が伸びすぎて憂鬱だったので、晴々した気分になり、「美容師って、エッセンシャル・ワーカーだよね」と、冗談を言いあいました。歯医者にも行きました。

そしてレストランや喫茶店、バー等も店内で飲食できるようになったので、若い人たちは、友人たちとそうした店に押しかけました。それで国内感染が広がるのではないかと、みんな心配しましたが、それはありませんでした。

ただし5月12日から国民に義務づけられたことがあります。新型コロナウイルスの感染経路がわかるように、各企業、店舗、レストラン、医院などに貼られた追跡用のシステムのQRコードを自分の携帯に記録することでした。携帯がなければ、用意された用紙に自分の名前、電話番号、訪れた時間を記載しなければなりませんでした。消毒液を、以前と同じように入り口に置いているところも、結構多かったです。

以上のようにレベル2では、ほぼ普通の生活に戻り、人の交流も増えましたが、しかし新型コロナウイルスの感染は広がらず、**5月29日から6月7日までの8日間は、国内の新規感染者もゼロでした。**

残念なことは、レベル4のロックダウンの時、老人ホームに感染が広がったので、死者の数がレベル4と3の間に、合わせて22名になったことでした。

ついにロックダウン終了（6月8日）

アーダーン首相は、6月8日の午後1時の記者会見で、今晩夜11時59分以後レベル1にすると発表しました。

これは2カ月半弱続いたロックダウンが終了し、コロナ禍以前の生活に戻ることを意味していました。もちろん映画館や劇場も開かれ、スポーツのイベントなどすべてが可能になりました。

アーダーン首相は、記者会見で、8日間国内感染ゼロだったので、科学者やブルームフィールド博士や閣僚と相談し、閣議決定でレベル1にすることに決めたと発表し、その後、「Thank you New Zealand」と国民に謝礼の言葉を述べました。また首相は、7日の夜は、ロックダウンが解除できるので、嬉しくて思わず居間でダンスをしたので、1歳半の娘が驚いたと話し、大いに国民を喜ばせました。

記者に「ここでそのダンスを披露してもらえますか」と求められると、「首相の権威を傷つけることになるので、かんべんしてください」と言って、笑わせましたが、39歳の首相にとっても厳しいロックダウンをおこなうことは重責だったことが、ロックダウン終了後の晴々した笑顔を見るとよくわかります。

そこでその時の笑顔の写真を、日本やオランダ、フランスにいる友人たちにインターネットで送ったら、みんな「わァ、首相って、若くてきれい！」と言っていました。

国民のロックダウン支持率91・6%

私はロックダウン4になった時、日本やフランスやオランダにいる友人たちに、アーダーン首相のとった対策を知らせましたが、規則が厳しいので、皆が驚いていました。

しかしニュージーランド国内では、首相のおこなったレベル4のロックダウンに対する支持率は高く、5月8日から16日にかけておこなわれた調査では、91・6%が支持する、支持しないは2・5%、わか

らないも2・5％でした。

驚いたのは、１年後の２０２１年5月17日に発表された調査結果でも、「国内に新型コロナウイルスの感染者がまた出たらロックダウンすべきだと思うか」という質問に対し、「感染者が出た地域のみロックダウンを」を支持するが94％、「全国的に」ロックダウンをすべきだと答えた人が81％もいたことです。

以上のように、ニュージーランドではロックダウンの支持者が圧倒的多数を占めていました。だからロックダウン反対デモは、たった一度、オークランドであっただけです。しかも参加者も１３０名ちょっとだったと報道されました。このように反対デモの支持者が少なかったのは、ロックダウンを支持しないという回答がわずか2・5％だったことからすれば、当然だと言えます。

なおニュージーランドでも、米国の黒人の人たちを支援するデモは、２回ありました。

１回目は、まだレベル２の時で、ジョージ・フロイドが警官に殺害されたことに抗議して、6月1日にオークランドとウェリントンでデモがありました。当時はまだ50名以上の集まりは禁止されていましたが、両市とも参加者は１００名以上で、他の人と2メートルの距離をとり、マスクをするという規則も無視したので、アーダーン首相も新型コロナウイルスの感染者が出るのではないかと心配していましたが、幸い感染者はゼロでした。

２回目は、ロックダウン終了後の6月14日に、「Black Lives Matter」という運動を支持して、オークランド、ウェリントン、ダニーデンで数百人のデモがありましたが、6月1日のデモと同じように、マスクをしていない人が多く、この時もウイルスの感染が広がることが心配されましたが、感染者は出ませんでした。

このようにニュージーランド人は、自分の信じることには、規則を破ってでもデモをします。私は長年核兵器廃絶運動や、南アフリカの人種差別政策反対運動など、様々な運動に参加してきたので、ロックダウン反対運動が盛りあがらなかったのは、国民の政治意識や権利意識が低かったからではなく、ロックダウンがいかに国民の共感を得ていたかを物語っている、とはっきり言えます。

ではなぜロックダウンの支持率が高かったのか。これには様々な要素があるので、第3章、第4章、第5章でくわしく説明することにします。

第2章　油断大敵、オークランドで感染者！

オークランド・レベル3のロックダウンへ

2020年5月29日から102日間、国内の感染者はゼロでした。

ですからみんなロックダウン前と同じ自由な生活を楽しんでいました。

ところが8月11日、オークランドで4人の感染者が見つかったのです。4人とも、同じ家族からでした。

新型コロナウイルスとの戦いは、油断できない「ゲリラ戦」のようだ、みんながそう気がついたのは、この時でした。

科学者たちは、すぐにウイルスのゲノムシークエンスを分析しました。

しかし一家が、どこで、誰から感染したのか、特定できませんでした。

一つわかったのは、彼らが感染したのは、全国を対象としたロックダウンの時の新型コロナウイルスとは違うゲノムシークエンスを持つウイルスだということでした。

だから一家が、帰国者から感染したことは確かでした。

とすれば、他にも感染者がいる可能性があるわけです。

そこでアーダーン首相は、ブルームフィールド博士と一緒に記者会見を開き、次の日の8月12日から、オークランドだけを対象に、レベル3のロックダウンをおこない、他の地域はレベル2にすると発表しました。

そしてさっそくその家族が休暇で行ったロトロアなどの観光地で検査を開始しましたが、幸い感染者は見つかりませんでした。

しかしその家族と接触したある教会の信者が、感染したことがわかりました。

問題は南太平洋諸国から移民してきた人々（以後パシフィカと呼称）が行くその教会が、アメリカで新型コロナウイルスを信じないエバンジェリストの教会の系列の一つだったことです。だからロックダウンを無視して集会を開き続けたので、信者の間で感染者が広がったわけです。

馬鹿げていたのは、トランプ大統領でした。自国のメディアがアーダーン首相の新型コロナウイルス対策をあまり褒めるので、嫉妬していた大統領は、8月15日、ニュージーランドの対策は「Terrible」（酷いもんだ）と批判したのです。アーダーン首相はすぐ「ニュージーランドはたった9件、だけど、アメリカは数万件」とやりかえしましたが、ニュージーランドの国民は「トランプ氏は子供っぽい、くだらん」と笑っていました。おかげでロックダウンの緊張も少し緩みました。

ところが3日後の8月18日には、13人もの新規感染者が出たのです。

そのうちの12人は、問題の教会の信者でした。

そこでパシフィカの長老たちは、教会を閉鎖するように圧力をかけました。それで教会側もやっと閉鎖しました。政府が強制的に教会を閉鎖しなかったのは、パシフィカへの文化的な配慮があったからです。

９月４日には、98日間死者が１人も出ていなかったのに、パシフィカの間から、23人目の死者が出ました。

翌日の９月５日には、オークランドに住んでいたクック島の前首相が新型コロナウイルスで死亡し、パシフィカの間に大きな波紋が広がりました。しかも９月16日には、前首相と接触した弟も死亡しました。

そのため**新型コロナウイルスによる死亡者の総計は、25名となりました。**

幸い９月17日以後は、死者は出ませんでした。

なお最初の４名の感染者やパシフィカが集まる教会のクラスターには属さない感染者が１人いましたが、彼女は感染者が乗ったのと同じバスに乗って感染したことがわかりました。

そこでアーダーン首相は、バスや電車、飛行機などの交通機関では、マスクをするようにという勧告を出しました。マスクの着用が命じられたのは、これが初めてでした。

その後は感染者が減ったので、９月23日夜11時59分からオークランドのロックダウンはレベル２になりました。そして９月30日以後は、感染者はゼロとなりました。

そこでアーダーン首相は、10月７日の夜11時59分からレベル１にすると発表。つまり実質的には10月

8日未明からロックダウンは終わったわけですが、オークランドの感染者は最終的には27名でした。そのうちパシフィカの感染率は全体の75％で、死者の3名もパシフィカでした。

以上のようにオークランドのロックダウンが2カ月もしないうちに終わり、感染者も比較的少なかったのは、科学者が新型コロナウイルスのゲノムシークエンスの解明に成功し、効率的にクラスターを追求することができたからだと言われています。

以後ゲノムシークエンスの解明は、ニュージーランドではクラスターを見つけ、感染の広がりを抑制する重要な手段になり、しかもその後はロックダウンを2度も回避できました。そこでこの点について、次の項で詳しく見ていきます。

ゲノムシークエンスの分析でロックダウン回避

様々な国の科学者たちが、新型コロナウイルスは人への感染を通して、ゲノムシークエンスが変化することに、早くから気がついていました。

ニュージーランドの科学者たちも、第1章で言及したように、2020年3月の初めには、新型コロナウイルスのゲノムシークエンスの研究を開始していて、アーダーン首相の率いる労働党政権も資金を出して、科学者たちの研究を支援してきました。

その結果、ニュージーランドのゲノムシークエンスの研究は急速に進みました。

ただし8月のロックダウンでは、最初の4人の家族がどこでウイルスに感染したか突き止めることはできませんでしたが、ゲノムシークエンスを分析することで、その家族の１人からパシフィカの人たちが行く教会の信者たちに感染したことがわかりました。そこでただちにその信者たちの行動範囲を調べ、彼らと接触した者を隔離することで、感染の広がりを防ぎ、感染者をゼロにしたわけです。

他国の例に言及しますと、２０２０年12月末現在では、ゲノムシークエンスの研究が進んでいたのは、ニュージーランドの他に、英国、アイスランド、オーストラリア、台湾の４カ国だとありました。

しかし現在は日本を含め、他の国でもゲノムシークエンスの研究は進んできているはずです。なぜなら、どこの国でも、自国で流行っているのは英国型か、インド型か、ブラジル型か、南アフリカ型かなどがわかり、その後は変異株のゲノムシークエンスもわかっているからです。

しかしどのくらいの国で、感染者がかかったウイルスのゲノムシークエンスを調べ、どのクラスターから感染したのか特定し、その関係者を検査し、陽性反応が出たら、ただちに自宅隔離するということがおこなわれているかはわかりません。

ニュージーランドでは、ゲノムシークエンスを調べ、クラスターを追うことで、ロックダウンを回避できたことが、２度あります。

１度目は、港で外国船に乗船して仕事をした男性が感染したことがわかった時でした。陽性反応を示したその男性はすぐ隔離され、彼と接触のあったコミュニティの人々を検査したところ、全員が陰性でした。そこで彼が仕事をした外国船を調べようとしましたが、すでに出航した後でした。それでオーストラリアに到着したその船の乗組員の中で陽性反応を示した人々のゲノムシークエンスを、オーストラリア側に調べてもらったら、ニュージーランドの男性と同じゲノムシークエンスだということがわかりました。言及したように、オーストラリアもゲノムシークエンスの研究が進んでいたので、外国船の乗組員たちが感染源だということがすぐわかったわけです。それでニュージーランド国内でのロックダウンはありませんでした。

2度目は、11月12日に、オークランドで中国人の女子学生が感染した時でした。

その学生の感染したウイルスのゲノムシークエンスを調べた結果、すでに検査で陽性反応が出て隔離されている軍関係の職場で働いている男性と同じものだということが判明しました。2人は全く面識がなかったので、どうして中国人の女子学生が軍関係の男性から感染したのかはわかりませんでしたが、2人の住んでいるアパートが近いことから、何らかの形で接触があったのだろうということになりました。

問題は、その学生がオークランドの繁華街にある店でアルバイトをしていたことです。しかも店で彼女と接触した者がどのくらいいたかは、わかりませんでした。

そこでアーダーン首相は、大事をとって、市内で働いている人々に3日間の自宅待機を求めました。

そのため女子学生が気分が悪いので休みたいと電話した時、人出が足りないから出勤するようにと言った中国人の女性店主は、世間から非難されましたが、女性はまさか新型コロナウイルスにかかっているとは思わなかったと弁明していました。

いずれにしろこの件も、すぐゲノムシークエンスを解明したことで、クラスターがわかり、2人以外に感染者が出なかったので、3日間の自宅待機だけで終わりました。

オークランド2度目のレベル3のロックダウン

しかし２０２１年になると、オークランドでは再びロックダウンがありました。

南半球にあるニュージーランドは日本とは気候が逆で、１月、２月は夏なので、新型コロナウイルスは流行らないだろうと、みんなのんびりしていると、1月25日、オークランドで56歳の女性が南アフリカ型の新型コロナウイルスに感染していることがわかりました。

彼女は12月30日にヨーロッパから帰国し、２週間隔離施設のホテルにいて、自宅へ戻ってから、陽性反応を示したのです。それで南ア型などの感染力の強いウイルスの場合は、２週間の隔離期間をおいても１００％安全ではないことがわかりました。

そして２月14日には、再びオークランドで両親と高校生の娘が感染していることがわかりました。母親は隔離施設のホテルで働いている人でした。勤務中に感染したわけですが、滞在者とは接触していなかったので、ホテルの廊下の換気が悪いので、廊下を掃除している時に空気感染したと判明しました。新型コロナウイルスは、「エアロゾル」（霧状の微粒子）となって空中に残るので、感染者がいなくても、換気の悪いところでは、感染する可能性があるのです。オーストラリアの隔離ホテルでも、換気が悪くて、何人かの感染者が出ていました。

そこでアーダーン首相は即座にオークランドを同日14日の昼からの３日間レベル３のロックダウンにし、他の地域はレベル２にすると発表しました。

しかしロックダウン中に、娘が通っていた高校で、娘と親しかった高校生５名が感染していることがわかり、校長は高校を閉鎖しました。

それ以外は感染者が出なかったので、3日後の2月17日にはロックダウンは解除されました。

オークランド3度目のロックダウン

しかし10日後の2月27日、2回目と同じクラスターから3人の感染者が出ました。


そこで、アーダーン首相とブルームフィールド博士は、土曜日だったのにもかかわらず、夜9時半という異例な時間に急遽記者会見を開き、翌28日日曜日の午前0時からオークランドをレベル3のロックダウンにし、他の地域はレベル2にすると発表しました。

これは私にとっても、青天の霹靂でした。

というのは、2月25日からオークランドに遊びにきていて、美術館へ行ったり、昔の学生たちと会ったりしていて、日曜日には別の昔の学生と一緒にオークランドの対岸にある島を見物する予定だったからです。しかしレベル3では、65歳以上の私は外出もできなくなるので、すぐクライストチャーチに帰ろうと、ニュージーランド航空に飛行機の便を早くしたいと電話したけれど繋がらず、やっと朝5時4分に連絡がとれて、午後1時の便に変えてもらうことができました。飛行場へ行くタクシーをつかまえるのも大変でしたが、市内には人の姿はほとんどなく、前日の土曜日の人混みは消え、がらんとしていました。

飛行場に着くと、建物の外に長い列ができていました。見ると、入り口には2人の警備員が両脇に立ち、オークランドの市民が脱出しないように、乗客一人一人の切符を調べ、自宅の住所も調べ、それが確認できると、建物の中へ入れていました。私は往復の切符を印刷したのと身分証明書を持っていたので、すぐ通してくれましたが、建物の中は2メートルの間隔をあけるように、黄色いテープで仕切りができていて、搭乗する時はマスクを渡されました。

クライストチャーチはレベル2でしたが、オークランドへ行っていたのだから、他の人を感染させないように外出するなと友人たちに言われ、中華料理店でやる予定だった誕生日パーティも中止しなければなりませんでした。

幸い2回目のロックダウンのクラスターと関係のある3人以外は感染者が出なかったので、ロックダウンは1週間後の3月7日に解除されました。

しかし3人の感染者のうち、1人は陽性だとわかったにもかかわらず、翌日友人を誘って散歩に行き、友人を感染させたので、無責任だと、アーダーン首相も非難し、後で首相は言い過ぎだったと謝罪していました。またその女性の息子も陽性だとわかっても、専門学校のクラスに出たり、ジムに行ったり、アルバイトに行ったりしていたので、インターネットでも非難されました。

このように陽性反応が出ても自宅待機をせず、人との接触もしないという規則を破る者が出てきたので、ロックダウン疲れではないかという意見も出ました。

また感染者が、8月のロックダウンの時や2回目のロックダウンの時と同じパシフィカの多い南オークランド在住とあったので、感染者は英語がわからないのではないかという発言もありましたが、保健所は、いつも情報は英語だけでなく、種々の言語で出している、感染者は親子とも英語が堪能だと弁明していました。先に言及したように、新型コロナウイルスに関する情報は、南太平洋諸国の言語をはじめ、35の言語で通達されています。

なおニュージーランドでは、感染者の氏名や住所などの個人情報は一切発表しませんが、今回は2度目のロックダウンと同一のクラスターからの感染者で、しかも接触者が感染しているか検査する必要から、息子が行っている専門学校の名前、ジムの名前とアルバイト先が発表されました。それで感染者が誰か特定できたため、嫌がらせのメールもいったわけですが、そういう事件はニュージーランドでは初めてでした。

なお大きなニュースにはなりませんでしたが、2度目と3度目のロックダウンの間に、新型コロナウイルスで入院していた帰国者が1人亡くなり、死亡者の総数は26名になりました。

「新型コロナウイルスに強い国」世界第1位になった理由

ニュージーランドが「ブルームバーグ」の調査で「新型コロナウイルスに強い国」世界第1位になった理由は、オークランドの例を見れば、もはや明らかではないでしょうか。

アーダーン首相は全国を対象としたロックダウンの時と同じように、オークランドで感染者が出た時も即座にレベル3のロックダウンにし、科学者たちはすぐウイルスのゲノムシークエンスを分析し、クラスターを見つけ、政府はそのクラスターと接触した人々を見つけて検査し、陽性反応が出た人々を隔離したので、感染は広がらなかったわけです。

つまりアーダーン首相側と科学者たちが緊密な協力体制を確立しているので、感染者が出たら、短期間で感染者をゼロにできるわけです。

だから「ブルームバーグ」は、ニュージーランドは「新型コロナウイルスに強い国」世界第１位だと評価したわけです。

もちろんオークランドの人々も、アーダーン首相側と科学者たちの対応策がしっかりしているので、新型コロナウイルスが流行する前のような自由な生活を楽しむことができるわけです。だからエコノミック・インテリジェンス・ユニットは、コロナ禍の中で、オークランドは「世界一住むのに適した都市」だと評価したのでしょう。

第3章　労働党政権による500億ドルの迅速で広範な経済支援

はじめに

ニュージーランドの国民が厳しいレベル4のロックダウンを受け入れ、しかも支持率が91・6%だった背景の一つには、ロックダウンをおこなうと発表すると同時に、すみやかに、かつ広範囲に及ぶいきとどいた経済支援をおこなったことが挙げられます。

全国を対象にしたレベル4のロックダウンを開始する時点で、政府が用意した経済的支援の総額は、17億1800万ドルでした（為替レートは無視して、1ドル100円と考えてください）。

しかしロックダウンが長引き、経済的に困窮する個人や企業の数が増えてくると、政府は臨機応変に支援の幅を広げ、2020年5月には、経済支援資金の総額を500億ドル（50 billion dollars）とすると発表しました。

米国では2021年3月にバイデン大統領が国民への支援策として支給した19億ドル（1.9 billion dollars）は、多額すぎると共和党は反対しましたが、500億ドルははるかに多額です。特に米国の人口が約3億3140万人（2021年4月現在）で、ニュージーランドの人口が約500万人だということを考えれば、500億ドルというのは、いかに規模が大きいかがわかるのではないでしょうか。

もちろん日本政府も、国内感染が広がりはじめると、いち早く国民1人当たり10万円を支給しました。コロナ禍で失業した人たちも、大金持ちも、一律に10万円貰ったわけです。返金した人もあったそうですが。そのため、新型コロナウイルス対策の政府の経済的支援の額としては、日本が世界一です。そして日本政府も緊急事態宣言を出すたびにビジネスなどを対象に経済支援をおこなっています。

経済支援の目的

経済支援の目的は、大きく分けて、最初は3つありました。

1つは、レベル4のロックダウンで営業停止となった自営業も含めた企業や店舗、レストランなどのビジネスが破綻しないように守ることでした。というのはレベル4のロックダウンでは、病院や警察、消防署などは業務を継続しましたが、スーパーマーケットと薬局以外は、自営業も含めすべての企業や店舗、レストランなどのビジネスを営業停止にする必要があったからです。もちろん自宅勤務のできる企業などもありましたが。営業できなければ、倒産するところが出ることが明らかだったからです。もちろん政府は、すべてのビジネスを倒産や営業不振から守れば、ロックダウン後の経済復興も早くなることも、計算に入れていました。

経済支援の２つ目の目的は、働く人の雇用を守ることでした。そのために政府は、雇用者側に、社員、店員の給与の大部分を払いました。つまり給与補助金を出したわけですが、その総額は、最終的には１３０億ドルでした。

３つ目の目的は、失業者、障害者手当、一人親手当を貰っている人や、年金生活者などのいわゆる社会の弱者の生活も守ることでした。ロックダウンで家にいると余分にかかる光熱費などをカバーするために、支援金も出しました。

しかしロックダウンが１カ月以上になると、学校関係、大学生、メディア、文化・芸術の分野や、スポーツ団体なども経済的支援が必要なことがわかってきたので、臨機応変に支援の枠を広げていきました。

国民の福祉を重視する労働党の理念

労働党政権がビジネス界の支援をしただけではなく、働く人の雇用を守るために、給与補助金を出したことや、失業手当や、障害者手当などを貰っている人や、年金生活者にまで経済的な支援をしたことに対し、「なぜか」と疑問を持たれる人もいるかもしれません。

そこで、この点について簡略に説明しますと、労働党は、伝統的に国民の福祉を守ることを重要視してきました。

歴史的に見ますと、最初の労働党内閣は、1938年にはすでに世界で最初に全国民を対象とした包括的な社会保障制度を確立していました。

自由党も、1898年には積み立てなくても誰でも貰える老齢年金制度を制定し、1926年には家族手当を貰える制度を確立していました。したがって福祉制度の枠組みはできていました。

しかし1930年代に起きた世界大恐慌で、ニュージーランドでも多数の失業者が出、貧困にあえぐ者が多くなりました。

そこで労働党内閣は、社会保障制度を包括的なものにし、無償の医療制度なども制定しました。その中で一番重要な制度は、失業したら誰でも再就職するまで、失業保険が貰える制度で、この制度は現在まで継続しています。

参考までに記しますと、第一次労働党政権は包括的な社会保障制度を設けた理念について、次のように説明しています。

「ニュージーランドでわれわれは無比で新しい性格をもった社会保障制度を制定した。この制度は、すべての住民とその扶養者に対して、かれらの生計の道を奪うようないかなる非常事態が発生しても、最低水準の生活を保証し、同時に広範囲な医療サービスを受けられるように保障する。(中略)この制度は社会的連帯という観念のほぼ完全な具現化である」(『ILO社会保障への道』1942)。

しかしそのような理念で制定された社会福祉制度は、1992年の国民党内閣によって、大きな打撃を受けました。というのは、経済的効率を重視したルース・リチャードソンという女性の財務大臣によって、弱者への経済的支援が大幅に制限されたからです。そのためニュージーランドでも、ホームレスや子供の貧困などが増えてきました。

ただし国民党も、掛け金無しで再就職するまで貰える失業保険制度や、同じく掛け金無しで、誰でも一律に貰える年金制度には手をつけなかったので、これらの制度は今でも残っています。医療制度も以前と同じく掛け金無し（つまり国民皆健康保険のようなもの）で、国家が大半を負担しますが、一部は自己負担になりました。また家族手当も、収入が少なければ子供の数に応じた額を貰うことができます。減額はされましたが。

なお多くの日本人がニュージーランドの年金制度について誤解していますので、少し説明を加えますと、**掛け金無しで65歳になれば、誰でも一律に年金が貰えます**。現時点では一人暮らしの場合は、税込みで1週間506ドル64セント、**1カ月では2195ドル40セント、税金を引けば、1895ドル40セント（1ドル100円換算）貰えます**。だから倹約すればそれだけで暮らせます。日本でも手取り1カ月18万9500円あれば暮らせるのではないかと思います。夫婦や同居婚では事情により額が違いますが、税金を払った後は1週672ドル前後です。しかし近年はニュージーランドでも物価の上昇もあり、労働党政権は、老後のために貯金するよう奨励するために、雇用者と雇用される側が同額を毎月積み立てるキィウィセイバーという貯蓄制度を2007年7月1日から導入しました。そして労働党政府はキィウィセイバーへの加入を奨励するために、初めて加入する者には、口座を開くと自動的に1000ドルの奨励金が入金されるようにしました。この1000ドルの奨励金は、国民党が政権をとると廃止されましたが、キィウィセイバーで貯まったお金は、雇用される側が受け取り、65歳になればどう使っても自由ですし、その前にも許可を取れば、家を買ったりする時の資金に使えます。もちろんキィウィセイバーで貯蓄していても、65歳になれば自動的に政府の年金が貰えます。また公務員にはキィウィセイバーとは別に、雇用側と雇用される側が老後のための年金を毎月積み立てる制度が早くからあり、65歳になれば、やはり政府の年金と公務員用年金の両方を受け取ることができます。もちろんそういう制度に参加せず、個人で投資したり、貸家にするための家を買ったりする人も大勢います。

以上のように1938年に制定された包括的な社会福祉制度は、1992年の国民党内閣の政策によって、大幅に縮小されました。

しかし2017年に政権の座についたアーダーン首相の率いる労働党はコロナ禍という非常事態が起きると、第一次労働党内閣の「非常事態の発生にさいしては、すべての国民に最低水準の生活を保障する」という理念を継承し、ビジネス業界だけではなく、働く者の雇用を守り、失業手当など様々な手当を貰っている弱者も支援するという方針をとったわけです。

しかしロックダウンを開始すると、様々な分野で経済的支援が必要なことがわかったので、支援の範囲を広げていきました。

500億ドルの経済支援の内容

ここでは政府が経済支援をした分野とその金額をリストにして示しますが、その前に政治家たちが自分たちのサラリーをカットしたことを紹介します。

４月15日、アーダーン首相は、国民に犠牲を強いているので、自らと閣僚、および各省庁の責任者のサラリーを６カ月間20％カットすると発表し、実行しました。同時に最大野党国民党の党首も自主的に６カ月間サラリーを20％カットすると発表、一般の議員もみんな６カ月間、毎月給与の10％カットに同意し、実行しました。

また同じ４月15日には、南島のオタゴという地域（日本の県に相当）では、ほとんどの市長や町長が給与の一部を地域の住民を支援するために、地域の慈善団体に寄付すると発表、ダニーデン市では市議会の議員も市の財政を助けるために自分たちの給与をカットすると発表しました。

このように政治家がサラリーカットをしたことで、ニュージーランドの人々は、政治家は国民のことを心配してくれている、だからロックダウンは厳しいけれど、頑張ろうという気持ちを強めたことは確かです。

では政府の経済支援は、どのようなものだったのか。

1、自営業を含む企業やビジネス全般への援助

＊８～10億ドルは、企業や店舗、レストラン、喫茶店、商業施設などへ。
＊５０００万ドルは、新型コロナウイルス対策のために医療機関に。
＊５０００万ドルは、航空業界へ。

2、企業その他の雇用者側に、雇用する者への給与の一部を援助する給与補助金

すべての企業、レストラン、喫茶店、ホテル、バーなどに、社員や店員などの雇用を続けさせるために、給与の一部を最初の予定では3月16日から12週間援助、その後9月1日まで延長して支援。

その内訳は：

＊勤務時間週20時間以上の社員、店員などへは、雇用主に1週間に585ドル支援。

＊勤務時間週20時間以下の社員、店員などには、雇用主に1週間に350ドル支援。

＊企業はそれに増額し、政府の支援と合わせて、ロックダウン以前の給料の少なくとも80％は支払わなければならない。

政府の給与補助金の総額は、最終的には130億ドル。

3、ロックダウンによって新たに失業した者への援助

失業すれば、誰でも週250ドル失業手当が貰え、就職するまで貰い続けることができるが、18歳までの子供がいる場合、子供の数で増額される。ロックダウン中は、次の4で説明するような新たな支援もあった（**2021年の予算では基本の失業手当は週350ドルに増額された**）。

＊ロックダウンによって新たに失業した者には、復職予定者として、失業手当より多く週490ドルを3月26日から12週間支給、その後9月1日まで延長して支給した。1ドルを100円として計算すれば、復職予定者は週4万9000円、1カ月で約21万円を受け取り、企業は、それに増額もで

きた。参考までに挙げると、トランプ大統領が失業者に支給したかったのもニュージーランドと同じ２０００ドルだったが、共和党の支持が得られず、６００ドルに減額となった。

４、総額２億８０００万ドルは、次のような者に支給

＊失業手当、傷病手当などを貰っている者へは、週25ドル（約２５００円）を追加支給。

＊また失業手当、傷病手当、一人親手当を貰っている者と年金生活者には、冬の４カ月間光熱費の支給を、それまでの２週間40ドルから、２週間80ドルに増額した。それはロックダウンで自宅で過ごす時間が増え、光熱費が増えるため（私も年金を貰っているので、ロックダウン中は光熱費を４週間で合計１６０ドル貰いました。私は寒がりで冬の間の光熱費は毎月約２８０ドルですが、ロックダウン中は４１０ドルになったので、大変助かりました）。

＊失業者、一人親手当を貰っている者や、低賃金者などが緊急に経済的支援を必要とした場合（家賃、ローンの支払い、急な歯の治療、冷蔵庫その他の必需品がこわれた時の修理費など）には、申請すれば、審査した上で支援した。

なお政府とは別に慈善団体は、ロックダウンで失業したり、収入が減ったりして、食料品も十分買えなくなった家庭に、食料や生活必需品を無料で配りました。スーパーマーケットなども期限切れ直前の食料品を慈善団体に寄付して支援し、農家から野菜の支援もありました。私たち一般人はお金を寄付しましたが、それは税金を支払う時、申請できました。

5、銀行に対し住宅ローンの支払い延期を要請

政府は銀行に対し、ロックダウンの期間中、家のローンの支払いを一時停止したいと希望する者には、そのように対応してほしいと要請した。ただしこれはローンの支払いの延期でローンの支払い額を削減するということではない。8月にはローンの支払い延期は2021年3月末まで延長された。

6、税金の軽減や無利子の貸付金制度を設ける

議会では2020年5月には超党派で経済復興のために、企業、店舗、サービス業などの税金を緩和し、中小企業が希望すれば1000万円まで無利子で融資が受けられる制度を導入するなど、様々な経済支援策を可決した。

7、教育関係の支援

4月8日、アーダーン首相と教育大臣は小、中、高校の閉鎖中に生徒たちの学力が低下しないように、8770万ドルの予算を用意し、小学生向けのテレビの2つの教育番組、一つは英語、もう一つはマオリ語の番組をより充実した内容にし、また小、中、高校レベルでのインターネットでの授業を援助し、コンピュータのない家庭にはそれを貸し出し、インターネット授業の教材は印刷して生徒たちに支給すると発表した（ほとんどの家族がコンピュータを所有しているので、約3万7000台貸し出し）。

8、大学生への支援

4月14日には、首相は大学生に総計1億３２００万ドルの支援をすると発表。大学生はアルバイトをしている者が多いが、ロックダウンでアルバイトがなくなり、生活費や学生ローンの返還などに困っていることが判明したため。

9、メディアへの支援

4月23日、放送・メディア大臣が総計５０００万ドルをテレビ、ラジオ、様々な雑誌などメディア関係の諸団対の支援に使うと発表した。

10、各種の文化・芸術団体への支援

5月29日、首相は総計約９１６０万ドルを、各種の文化・芸術関係の団体に支給すると発表、その中には、ロイヤル・ニュージーランド・バレエカンパニー、ニュージーランド交響楽団、美術館、博物館、マオリ芸術・文化関係の団体などが含まれていた。

11、スポーツ界への支援

5月30日、スポーツ大臣はプロ・アマチュアを含め各種のスポーツ団体がコロナ禍の影響で困窮しないために2億６５００万ドル支給すると発表。

12、オークランドのビジネス界への支援、社員・店員などへの給与補助金も

オークランドの8月のロックダウン開始時に、ロックダウンのため、昨年の同時期と較べて収入が40%減った企業、店舗、ホテル、レストランなどサービス業を支援し、給与補助金も出すと発表。

13、2021年のオークランドのロックダウンへの支援

＊2021年の2度にわたるオークランドのロックダウンでも、収入が40%減った企業、店舗、ホテル、レストラン、バー、商業娯楽施設などに、前期のロックダウンの時と同様の社員、店員などへの給与補助金を出した。

＊また新しくできたビジネスでもロックダウン以前の月よりも収入が減った場合は、経済的支援があったので、不満は出なかった。

14、陽性反応が出て、自宅隔離となり休職した社員や店員などの給与も、国が負担する

15、2021年3月から、新型コロナウイルスの感染の検査を受け、結果待ちのため自宅待機となった者も、自宅待機中経済的支援を受けられるようになった。

なお2021年5月4日には、コロナ禍対策として用意された政府の500億ドルのうち、9億2600万ドルが使われず余っていることが判明しました。

そこで野党の国民党やＡＣＴ党から、政府は怠慢だと非難されましたが、政府はコロナ禍についての支援対策は複雑で、しかもロックダウンが早く終わり、経済も復興してきているので、使わなかったと弁明。余ったお金は気候変動対策や、子供の貧困問題などの福祉に使うと説明しました（ワクチン購入などの費用４億５０００万ドルは確保してある）。

ただし３日後の２０２１年５月６日、政府は２０００万ドルを、観光業を2年間支援するために使う、特に新型コロナウイルスで海外から観光客が来ないので困っているクジラの観光などで有名なカイコウーラなど南島の５つの地域を重点的に支援すると発表。そのうちの45万ドルは、観光地のコミュニティの福祉や関係者の精神的なカウンセリングなどの費用に使うという説明がありました。しかしこれに対しては北島の観光地から、南島の観光地を優遇するのは公平ではないという批判が出ていますが、北島の観光地は大きな都市から近く、都市の住民が手軽に休暇を過ごしに行けるので、南島の観光地より地勢的に有利だという反論もあります。

以上のようにコロナ禍に対するニュージーランド政府の経済支援は広い範囲に及んでいましたが、現在も続いている支援もあります。

なお第1回目のロックダウンで、減収になると見込んで経済的支援を受けた企業のうち、結果的には減収にならなかった企業は、自発的に支援額を政府に返金しましたが、返金しない企業もあり、一般の市民からも激しく非難され、政府も返金を請求しました。しかし２０２１年５月１日現在、１億３００0万ドルが返還されていないそうです。

つけ加えますと、オーストラリアのメルボルンでは、厳しいレベル4のロックダウンが2度もあり、2度目は4カ月も続いたので、州政府は、レストランやバーや喫茶店などを支援するために、市民に25ドルずつの金券を計100ドル分渡し、1回の飲食に25ドル使うようにと指示しています。

しかしニュージーランドでは、ロックダウン4と3の期間が短く、政府の支援が店員のサラリーも含めたものだったので、レストランやバー、喫茶店などから、メルボルンのような金銭的な支援をしてほしいという要求は出ませんでした。もっともクライストチャーチのあるバーの女性の持ち主と話したところ、収益がコロナ禍の前より落ちたので経営は厳しくなったと言っていました。一番収益が落ちたのは、海外からの観光客が対象だった中華料理店などで、あるオーナーは、土地の客を増やすよう努力しているけれども、やはり限度があって、政府の支援でどうにか経営を続けていると話していました。

（注：政府の500億ドルの経済支援は多岐にわたっているので、見落としているものもあるかと思います）

第4章　国民の信頼と国際社会の称賛を勝ち取ったアーダーン首相

はじめに

ニュージーランドの国民が厳しいロックダウンを受け入れ、しかもその支持率が90％以上だった2つ目の理由は、アーダーン首相の指導力でした。

アーダーン首相はまだ39歳でしたが、第1章でも触れたように指導力があり、国民とコミュニケーションをとる能力が優れている政治家です。

こういう首相の資質は、２０１９年の3月に私の住むクライストチャーチで2つのモスクがオーストラリア人のテロリストに襲撃され、51名が死亡し、多数が負傷した時にすでにはっきりしていましたが、国民はレベル４のロックダウンが始まると聞いて、新型コロナウイルスへの恐怖とロックダウンが上手くいくかどうかなどについて不安を抱いていました。

そこで首相は、保健省局長で公衆衛生の専門家のブルームフィールド博士とチームを組んで、国民の不安を和らげるために、ロックダウンの期間中、土日も含め毎日午後1時に記者会見をしました。その会見は世界的にも称賛されたので、会見の概要などを紹介します。

アーダーン首相とブルームフィールド博士の記者会見

ロックダウンの期間中、土日も含め、毎日記者会見をおこなうというのは、それだけで大変な努力を要しますが、アーダーン首相とブルームフィールド博士は、ヘンディ教授とそのチームが調べた情報を考慮し、閣僚の意見も聞いた上で、毎日午後1時に記者会見をしました。

記者会見では、最初にアーダーン首相が、主に政治的な問題や経済的な問題などについて話し、その後ブルームフィールド博士が、国内における感染の状況や、感染者数、そのうちの重症者はどんな治療を受けているかなどについて話しました。もちろん隔離施設にいる帰国者の間の感染者数や、国民が注意すべき事項などについても、説明し、二人の会見はラジオやテレビで放送されました。

私たち国民は、新型コロナウイルスの感染状況を知りたいので、毎日二人の会見を待っていました。それで二人の会見は、ラジオでもテレビでも一番視聴率の高い番組になりました。

そこで画家たちは首相やブルームフィールド博士の似顔絵を書いたポスターやシャツを作ったりし、アーダーン首相のしているイヤリングが流行になったこともあり、絵になる二人は一種のアイドル的存在にもなりました。ニュージーランド人もミーハー的なところがあります！

しかし二人はアイドル的行動をとったわけでは、まったくありませんでした。二人が意図したのは、科学的根拠にもとづき、状況が悪化しても、国民に真実を伝えることでした。ブルームフィールド博士が公衆衛生の専門家だったことも、博士の情報は信頼できるという安心感を国民に与えました。また博士もコミュニケーションの能力に優れていて、科学的な複雑なことも、わかりやすい言葉で、明解に説明できる人でした。

そしてアーダーン首相は、39歳という若さからは想像できないほどの包容力で、国民を励まし、勇気づけましたが、二人は政府にとって不利な記者の質問があっても、ひるまずに現状を話しました。それで国民の信頼感は一層強まったわけです。

なおこういうアーダーン首相とブルームフィールド博士の記者会見は、都合の良い嘘ばかり言い、ショーマン的な自己顕示力の強い米国のトランプ大統領の記者会見とは正反対だったので、色々な国のジャーナリストが注目するようになりました。特に米国のメディアは二人を褒めちぎりましたが、ニュージーランドの国民も、トランプ氏との違いを面白がりました。

しかし二人の記者会見はしだいに深刻な内容になり、ロックダウン４の発表時の３月23日には総計１０２名だった国内の感染者の数は、急速に増え続け、４日後の３月27日には85名の新しい感染者が出て、感染者総計は３６８人と、３倍以上となり、２日後の３月29日には、感染者総計は５１７人となり、１週間足らずのうちに5倍近くになったと発表しました。

それで、みんなは３月23日にアーダーン首相が「何もしなければ5日で感染者は2倍になる」と言ったことを思い出し、ロックダウンをしても、２倍ではなく、５倍になったことに驚き、改めて新型コロナウイルスの恐ろしさを知ったわけです。しかも3月29日には、最初の死者も出ました。

そして4月3日には新規の感染者は71人、4月4日には82人、4月5日には89人もの新規の感染者が出て、感染者の総数は1039人になり、3月23日の感染者の10倍以上になりました。それ以後は、少しずつ新規の感染者は減っていきましたが。

国民はこのような感染者の急増を見て、レベル4の厳しいロックダウンは必要なのだということを明確に理解したわけです。

おそらく最初は厳しいロックダウンに不満だった人も結構いたはずですが、感染者の数がどんどん増えてきたので、ロックダウンの厳しい規則を受け入れる方向に変わっていったのではないかと思います。国民が厳しいロックダウンを支持したもう一つの要因は、英国やヨーロッパ、米国などで新型コロナウイルスの感染が広がり、死者も増加しているというニュースでした。そしてロックダウンがレベル3になったあたりからは、ニュージーランドに住んでいて良かったという声があがりはじめました。

私の右隣の家に住む若い女性は1年前にアイルランドから移住してきた人で、コロナ禍の前は、ニュージーランドはサラリーが安いだとか、アーダーン首相の政策は左よりで古い、退屈な国だとか、文句タラタラでした。ところがレベル2になって、久しぶりに顔を合わせると、アイルランドでも感染者が広がっているのに政府の対応が悪い、ニュージーランドにいて良かったと褒めたので、ビックリしました。

アーダーン首相の対策が成功したのは、ニュージーランドが島国だからということも一因ですが、しかし海外からの帰国者に対する対策の厳しいことも忘れてはならないと思います。アイルランドも島国で、日本も島国ですが、海外からの帰国者や旅行者にそれほど厳しい対策をとっていないことが、感染を広げる要因になっているからです。

アメリカ発の陰謀説を信じる人も

私の家の外側のペンキ塗りをしてもらっていた65歳の男性もその一人でした。ロックダウンが始まると、もちろん彼は働けなくなりましたが、「新型コロナウイルスなんて存在しない」「ただのマンキー・フルー」（サルのインフルエンザ）だと言って、居住地以外の場所には行けないという規則を破って、パートナーの女性と、モービルホーム（トレーラー・ハウス）をひいて、脇道を通って西海岸に行ってしまいました。政府からのロックダウン中の自営業者への経済援助は、ちゃんと貰っていましたが。

もう一つのウワサは、新型コロナウイルスは武漢の「ウイルス研究所」の職員がウイルスを持ち出し、意図的に感染を広げたというもので、これは私の友人たちの中にも信じる人がいました。バイデン大統領がこの件を調査するよう命じたので、どう発展するか、興味ある問題です。

なお私のペンキ屋のように、規則を守らず、ロックダウン中にいつもの居住地を離れたり、町の中で数人で集まって騒いだりした若者たちもいて、警察に起訴された者が、全国で約６２００人いたそうです。

約５００万人の国民のうち、レベル４の規則を破って起訴されたのが約６２００人というのは、比率からすれば多くない数字ですが、そのように国民をまとめたのはアーダーン首相の功績でした。

国民に一体感をあたえた首相

アーダーン首相がロックダウンにより国内の感染者をゼロにしたことは、「ＷＨＯ」をはじめ、様々な国のメディアに称賛されました。特にトランプ大統領の不手際で国内感染が広がり、死者も多数出た米国のメディアの評価は高く、『ワシントン・ポスト』紙は、アーダーン首相の「危機の時の国民とのコミュニケーション能力は最高だ」と称賛。他の新聞も優秀な指導者だと褒めました。またトランプ大統領を支持するＦＯＸ局以外のテレビのトークショーでも、アーダーン首相を褒めていました。

ではアーダーン首相は、どのようにして国民に一体感をあたえたのか。

首相は、言及したように、テロリストがイスラム教徒のモスクを襲って51名の死者と多数の負傷者を出した時も、「They are Us」（彼らも私たちも同じニュージーランド国民）、「We are One」（私たちは一つ）というシンプルな言葉を使って、国民がイスラム教徒と一体感を持つように指導しました。

首相はそのようにコミュニケーション能力に優れた政治家でしたが、科学者たちの助言を真摯に受け止める謙虚さや、柔軟な考えの持ち主でもありました。

もっともレベル４の厳しいロックダウンに踏み切った時は、国民の自由を奪う責任の重さから、記者会見でも最初は緊張しきっていました。

しかし首相は、ラグビーなどスポーツが好きな国民に対し、「Team New Zealand」（ニュージーランド・チーム）とか、「5 million team」（５００万人のチーム）と呼びかけました。そして「Stay home, Stay safe,

Stay cool, Be kind」（家に居ましょう、安全にしていましょう、落ち着いて行動し、お互いに親切にしましょう）という言葉で会見をしめくくりました。また記者会見の場には、「Unite Against Covid」（一致団結してコロナと戦おう）というポスターが貼られていました。

ロックダウンの初期には「あなたが仕事に行かないことが、他の人の命を救うことになるのです」と言ったりもしました。

このようにアーダーン首相は、単純明快な言葉で、国民を励まし続けました。

そして国民だけに負担を強いるのは不公平なので、自分や閣僚、各省の責任者のサラリーを6カ月間20％カットすると発表しましたが、その言葉にも、表情にも真摯な気持ちが表れていました。

それで首相に信頼感を持つ人々が、ますます増えていったわけです。

首相はまた勤務時間以外にも、夜1歳半の子供を寝かした後、トレーナー姿のまま、ＳＮＳなどで国民の質問に答えたりしました。部屋の片隅には、汚れたオムツを入れる容器も見え、首相が紙オムツではない環境にやさしい布のオムツを使っていることもわかりました。

日本の新聞でもグレーのトレーナーを着て、ベッドに腰掛けたまま、ＳＮＳで国民と話している首相の姿が報道されたりしたのを、見た方もいると思います。

首相が39歳と若く（２０２０年現在）、最新の通信技術を使いこなせる世代であり、子供を寝かせた後も、気軽に国民と直接交流し、不安を除くよう努力したことは、特に若い世代に好評でした。

私は首相が国民に対し、「チーム・ニュージーランド」と呼びかけたことは、モスクの襲撃事件の時、「We are One」と呼びかけた時のように、国民に強い一体感を与え、それが厳しいレベル４のロックダウンが成功した大きな要因だったと思います。

そして、首相が言った「Be kind」（お互いに親切に）という言葉は、生活のモットーや政治的理念の一つになりました。ある政治学者は、「Be kind」が政治理念になるなんて初めてだと驚いていましたが。

実際に「Be kind」をモットーとするようになった人たちもいました。特にそれを感じたのは、公務員の人たちに接した時でした。市役所に川岸の管理のことで連絡したら、以前とは違って、丁寧な返答が返ってきましたし、移民局に問い合わせした時も、「あなたの時間や手間が省けるように、今口頭で情報を与えるので、筆記して」と言われました。私の友人も年金の資格のことで問い合わせたら、以前と違って、非常に丁寧に条件を説明した手紙を貰い、最後には「不明なところがあったら、いつでも連絡してください」と書いてあったと、驚いていました。

また私が自動車保険をかけている会社からは、「ロックダウンで車の使用を制限されたので、交通事故が少なく、事故のための支払いが会社全体として少なかったから」という電子メールが来て、3月と4月の保険料を払い戻してくれました。保険会社はロックダウンで影響を受けることの少ない企業だと思いますが、お客に「Be kind」にしているのだなと、改めて信頼感を抱きました。

社会学の学者の友人に保険会社の話をしたら、「ジャシンダ効果だ」と、アーダーン首相の影響力の大きさを評していました。

しかも1年後の２０２１年5月17日に発表された調査でも、すでに言及したように、「国内に新型コロナウイルスの感染者がまた出たらロックダウンすべきだと思うか」という質問に対し、「感染者が出た地域のみロックダウンを」が94％、「全国にも」が81％と、ロックダウンの支持者は相変わらず多く、

また「昨年のロックダウンの時の政府の対応についてどう思うか」という質問には、コミュニケーションが優れていて、「単純、明快でわかりやすく、国民への思いやりにあふれていて、親切で、かつ信頼できた」とほぼ全員が答えたとあります。

『ワシントン・ポスト』紙は、アーダーン首相の「危機の時の国民とのコミュニケーション能力は最高だ」と称賛しましたが、「国民への思いやりにあふれていて、親切で、かつ信頼できた」と、国民から評価される政治家は、めったにいないのではないでしょうか。

なおアーダーン首相は、２０２０年にも、今度は新型コロナウイルスの国内感染をゼロにした功績で、2度目のノーベル賞候補に推挙されましたが、受賞はしませんでした。

第5章　公共の福祉を重視し、楽しみを見つけることも上手な国民性

はじめに

ニュージーランドの国民が、個人の自由を束縛する厳しいレベル４のロックダウンに対し90％以上という高い支持率を示したのは、なぜか。

こういう質問に対しては、その理由をいくつか紹介してきました。

一つは、第３章で紹介したように、労働党政権が速やかに、しかも広範囲の経済的支援をおこなったことによって、国民の間には、経済的な不安が少なかったからです。

もちろんロックダウンで仕事を失った人には政府の支援額はそれまでの給与よりは少なかったので、大変だったことは確かです。しかし経済的支援があったことは、不安を少なくする効果がありました。

もう一つの要因は、第４章で指摘したようにアーダーン首相の指導力が優れていたからでした。

多くの人が、「チーム・ニュージーランド」という呼びかけを聞いて、厳しくても頑張ろうという気持ちになったし、「Stay home, Stay safe, Stay cool, Be kind」という言葉は、わかりやすく、実行しやすかったと言っていました。

第3の要因は、次に説明するように、公共の福祉を大切にするニュージーランドの国民性です。

公共の福祉を重視する国民性

ニュージーランドの国民は、自分の権利を重視するとともに、公共の福祉も大切にします。

ですから、新型コロナウイルスの場合は、行動の自由が制限されても、「感染が広がれば、自分だけでなく、他の人も苦しむことになる、だから感染を広げないように、規則を守る」と考える人が多かったのです。

コンサートで出会ったアメリカ出身の女性も、「アメリカ人は自分本位だけど」、ニュージーランドの人たちは、コロナ禍から自分を守るだけでなく、「他の人も守らなきゃ。だからマスクをする」と言っていたので、感激したと話していました。

では、なぜそういう国民性が生まれたのか。

それには5つの要因が指摘できます。

＊1つは、ニュージーランドは民主主義が徹底している国として、毎年デンマークと僅差で、世界の

1位と2位を争ってきました。ですから人々の間には、「私の権利も守るけれど、あなたの権利も守る」という考えが浸透しています。それで自分がロックダウンの規則を破って感染したら、「他の人にウイルスを移したりするかもしれない」、だから不便だけど、ロックダウンの規則は守ろうと、すぐ思ったわけです。

では、どうしてそういう風に、民主主義が根付いたのか。
それはニュージーランドに１８４０年代に移民してきた英国人たちは、英国の厳しい階級社会に失望していたので、ニュージーランドでは、できる限り平等な社会を作りたいという理念を持っていたからです。ですから男性に選挙権を認めた時には、先住民のマオリ人の男性たちも選挙権を得ましたし、１８８３年世界で最初に女性が選挙権を得た時にも、マオリ人の女性も選挙権を得ました。もっとも植民地化の過程で、マオリ人は不利な状況に追い込まれますが。

＊2つ目は、移民がこの国を開拓しはじめたのは、今述べたように１８４０年代になってからと遅く、しかもみんなが協力しなければ、町や市は建設できなかったので、公共の利益を重視するようになったと言えます。
もちろん植民地化の過程で、マオリ人は主権を奪われただけではなく、土地の所有権や漁業権、森林などの資源に対する権利も奪われました。それでマオリ人は１９７０年代になると主権回復運動を始め、マオリ人の権利は少しずつですが認められるようになりましたが、マオリ社会の貧困率

や失業率は未だに高く、問題は山積みです。

しかし国全体として見れば、みんなが協力して困難を克服し、公共の福祉を重視するという精神的土壌を生み出したわけです。

＊3つ目の要因は、先に言及した1938年に第一次労働党政権が「社会連帯の観念のほぼ完全な具現化である」とした包括的な社会保障政策が、国民の間に連帯感と公共の福祉を重視する精神を培ったのではないかと思われることです。もしかすれば、国民が民主主義を重要視する根拠も、そういう理念と深い関係があるかもしれません。

＊4つ目の要因としては、各地域で住民の一体感をつくりだすためのイベンドが、毎年いろいろ企画されていることが挙げられます。ラグビーの「オールブラックス」などのように、国民の一体感を盛り上げるスポーツチームの存在も、重要かもしれません。

＊5つ目は、日本の3分の2の国土に、約500万人が住むという人口の少なさです。人が少ないと、回りの人たちへの配慮もしやすいようです。

誤解のないように記しておきますと、ニュージーランドの人々は、公共の福祉を重視しますが、個人の自由や権利もはっきり主張します。それは日本以上です。

では、どのくらい自分たちの権利を重視するのか。

一例を挙げますと、クライストチャーチ市では、２０１１年2月の大地震の翌年、市長が市役所のトップの年棒を勝手に6万ドル値上げしたことがあります。すると市民たちは、地震の被害で多くの人がまだ困っている時に、自分たち市民が納めた税金を、市民の承諾なしに無駄遣いすると怒り、強い余震が続いている中で、３０００人の市民が市役所に座り込んだのです。私はその時東京にいましたが、市役所に電話して市長のやり方に反対だと伝えると、あなたの地域の市議会議員はXとYだから、彼らにそのように伝えるようにと、２人の電話番号を貰いました。つまり市役所の職員も、市民の権利をきちんと理解して、私の電話に対応したわけです。

新型コロナウイルスの場合は、クライストチャーチの市民たちの間では、感染者を出したくないという思いが、他の地域に較べても強かったと言えます。というのは、２０１１年の大地震で大きな被害を被った人が多く、死者も１８５名（日本人21名）出しましたし、２０１９年3月にはオーストラリア人のテロリストの襲撃で２つのモスクで合計51名が死亡し、負傷者も大勢いますので、３度目の大難であるコロナ禍では、感染者や死者は絶対出したくない、だから不便でもロックダウンの規則は守ろうという気持ちが、若い人も含め、市民の間には強かったわけです。

一つだけ残念なのは、クライストチャーチでは、市内にある老人ホームに感染が広がったので、死者が12名も出てしまったことです。しかし後で放映されたドキュメンタリーでわかったのですが、重傷者が入院した後、その老人ホームで働く人の中には、自分の家族や市民に感染を広げずに入居者を世話するために、老人ホームに泊まり込みで働いた人たちもいたとのことです。そのドキュメンタリーには、若年性認知症でホームにいた60代の男性が感染し発病した時は、職員の若い女性が看病をかってでて、彼女が必死に看護しているのを、男性の2人の娘が防寒のために毛布をまとって窓の外で夜遅くまで見守っている心痛む映像もありました。もちろん規則で、感染している父親は、娘たちに看取られることなく亡くなりました。

同じく南島のダニーデン市内のある介護施設でも、新型コロナウイルスを持ち込まないために、料理人をはじめ、多くの職員が家族から離れてホームに泊まり込み、老人たちを看護したと報道されていました。そこでは感染者も死者もゼロでした。

そういう老人ホームや介護施設で働く人々の献身的な行為が、第1回目のロックダウン中の国内の死者の数を22名に抑えることに、大きく貢献したわけです。

ロックダウン中の楽しみ

1990年代にニュージーランドへ来たアメリカ人の学者が、ニュージーランド人は軍人のようにストイックだと言いましたが、それは公共の福祉を重視することなどを一面的に捉えたからではないかと思います。

というのは、ニュージーランド人は楽しみを見つけることがとても上手で、厳しいロックダウンの規則を守りながら、同時に色々な楽しみを見つけました。そこでどんな楽しみを見つけたか、少し紹介したいと思います。

レベル４のロックダウンの時は、丁度イースター（復活祭）でした。そこである記者が、午後１時の記者会見中に、アーダーン首相にイースターは祝ってもよいか、と訊きました。

すると子供のいるアーダーン首相は、隣の家の庭に行って、子供たちのためにイースターエッグ（卵形のチョコレートやうさぎの形にしたチョコレート）をこっそり置いてきてもよい、誰にも会わないようにして、と笑いながら答えました。それで子供たちは例年通り、庭でイースターエッグを探す楽しみを味わうことができました。

私もロックダウンの直前に買っておいたイースターエッグを、例年通り子供のいる３軒の家の玄関先にこっそり置いてきました。翌日子供たちから、ありがとう、というメッセージを貰いました。

また首相は、通りに面した窓や郵便受けにテディ・ベア（人気のある伝統的な熊のぬいぐるみ）を飾り、散歩している子供たちが、いくつテディ・ベアを見つけたか競争するゲームも提案しました。私も散歩に出た時、両親と散歩していた男の子が窓を見上げて「テディ・ベア、見つけた、８つ目だよ！」と喜んでいるのを見ました。

あるテレビ局では、「ニュージーランドでダンスが一番上手な父親賞」というのを設け、踊りは初めてだという父親たちが、独創でダンスをしているビデオを集めて、毎晩放映し、一家そろってそのビデオを笑いながら楽しむ姿も放映されました。１位に選ばれた父親にはもちろん賞も出ました。その後は、「一番踊りの上手い母親への賞」というのもやりましたが、父親たちほど奇想天外な踊りをする母親はいませんでした。しかし子供たちが踊りを練習している父親や母親を応援したり、それを他の人たちがテレビで見て楽しむというのは、ロックダウンのストレス解消に役立ったそうです。

以上は国民が一体感を味わえるイベントでしたが、家族で楽しみを見つける人も多かったです。外出できないので、みんな運動不足になりがちでしたが、公園などへは行けないので、庭でできる色々なスポーツを考案して家族で一緒に楽しんでいる人々のビデオが、テレビで放映されたりもしました。

一番の人気は、子供たちとケーキやビスケットを焼くことだったようで、スーパーでは小麦粉やベーキングパウダーなどが売り切れたというニュースが出ていました。ロックダウン明けには、子供たちと一緒にケーキを食べ過ぎて太ったと嘆いている女性も結構いました。

私は夏目漱石の前期三部作についての本を書いていたので、ロックダウンは苦になりませんでしたが、運動不足にならないように午後散歩に行くと、両親と子供たちが楽しそうに散歩したり、サイクリングしているのを見ました。ロックダウンの前は、週末でもそういう光景はあまり見ませんでしたが、多くの人がレベル4のロックダウン中は子供たちと過ごす時間が増えて、楽しかったと言っていました。

私が散歩に行ったのは近くのカンタベリー大学まででしたが、大学の構内にある大きな赤松の根っこに松茸が生えているのを見つけたので、それを採るのが楽しみでした（レベル4のロックダウンのあった3月と4月は、日本とは逆で秋）。

最初に見つけた松茸は写真に撮り、その写真を友人たちに送ったところ、ニュージーランド人やオーストラリアにいる友人たちからは、「毒キノコかもしれないから、絶対食べちゃダメ」という返事が返ってきましたが、日本にいる友人たちからは、「羨ましい、昔裏山で採ったことがある」などといったメールが来ました。私はずっと前にも、クライストチャーチの郊外で赤松の下に生えていたのを採ったことがありますが、日本の松茸ほど香りは強くなく、味も少し落ちますが、蒸してポン酢で食べるとおいしいです。しかし毎日５、６個も採れるので、食べきれなくて、外出禁止の規則を破って、車で３、４分のところにいる日本人の友人の家の玄関に置いてきました。友人は松茸ご飯をつくったそうです。その後は食べ飽きたので、洗わずそのまま冷凍しましたが、解凍したら味が落ちていて、捨ててしまいました。

今年は大学に学生が戻っていて、赤松の周りもよく手入れしてあり、雨も降らなかったので、日曜日の午後一度だけ松茸を３個ほど見つけ、蒸して食べましたが、ロックダウンの時ほどの感激はありませんでした。

近くに住む昔の女子学生の一人は、ロックダウン中は仕事に行かないので時間がたっぷりあり、散歩に行っても、周囲を見ながら歩いたので、木の葉が日々紅葉していくのを楽しんだり、きれいな赤い茸（毒キノコ）を見つけたりして、たまっていたストレスの解消になったと言っていました。

普段できない家事や庭仕事ができて良かったという人も、かなりいました。

なお私たちは、ウェブ・ミーティング用のアプリZoomを使って、友人の78歳の誕生日も祝いました。Zoomは遠くにいる人と交流するのに便利で、私は日本のZoomを使った研究会やシンポジウムに参加できるので、これはコロナ禍のもたらしたプラスの面だと思います。

このようにロックダウンでは普段と違うことができて、それほど苦にはならなかったという人が多かったのですが、それは年齢や同居している家族がいたかどうか、特に子供がいたかどうかなどと関係があるかもしれません。というのは、社会学者の友人は、目下若い人たちがロックダウンで直面した問題について調査中ですが、1カ月以上も外出できず、友人にも会えず、仕事にも、大学にも行けなかったことは若い人たちにはかなり辛く、鬱になりかけたという人もいたと言っていました。

それで行きつけの美容院の若い研修生に訊いたところ、ロックダウン中は専門学校の美容師の資格習得のための授業もZoomであったので助かった、でもボーイフレンドと一緒に住んでいる貸家には、他に4人住んでいて、外出できないので、お互いの私生活に口をはさむ人もいたり、台所をいつ誰が使うかなどで喧嘩したりして、ストレスがたまった、ロックダウンの前は、みんな家にいることが少なく、外食したりして、ストレスは少なかったのに、と言っていました。

しかし同じ年齢の美容師は、両親の家で過ごしたので楽だった、久しぶりに両親と打ち解けた話もできたし、母親から料理も習えて、良い時間だったと言っていました。私の係の美容師は2人より年上の34歳のシングルマザーですが、ローンを払っているけど持ち家があり、ロックダウンは、普段忙しいので良い休暇だった、10歳の息子とカボチャやトマトなど庭の野菜を収穫して料理したりして楽しかった、息子の勉強を見るのは苦手だったけど、ロックダウンはいつでも大歓迎と言っていました。

2人の美容師は政府の給与補助金で収入があり、住環境も良かったので、ロックダウンを楽しむことができたわけです。

もちろんロックダウン中は仕事を失った人たちには、政府の支援があっても、将来について不安の多い時でした。広告代理店から解雇された若い友人も、1人でアパート（日本語ではマンションですが、違和感のある言葉です）にいると不安で仕方がなく、アルバイトはしてもよいので、スーパーの店員の仕事に応募したら、一つの仕事に「250人以上申し込みがあった、あなたは資格がありすぎて雇えない」と断られたと話していました。営業ができたのはスーパーと薬局だけだったので、みんなスーパーの仕事に応募したのでしょう。この友人は優秀なグラフィック・デザイナーだったので、ロックダウンの後、別の広告代理店にすぐ就職できたので、幸運な例の一つです。

同じ職種に再就職できない人も多く、ロックダウン中は家庭内暴力などの増加もありました。そこで**ロックダウンが人々に与えた否定的な面、特に女性たちが直面した問題について、第10章で「世界経済フォーラム」が指摘した世界的な問題との関連で詳しく見ていくことにします。**

コラム1　ニュージーランドはとても親日的

私たち一家がニュージーランドに来たのは、1974年2月1日でした。南アフリカ出身の夫はカナダのバンクーバーにあるブリティッシュ・コロンアビア大学で戦後日本の政治史を学んで博士号をとったばかりで、私も同大学で日本文学を学び、修士号をとったところでした。

ニュージーランドに来たのは、南ア時代の夫の友人がクライストチャーチにあるカンタベリー大学で哲学を教えていて、政治学部で日本についてのコースを新設するので、応募しないかと誘われたからでした。夫は幸いすぐ採用されました。しかし私はバンクーバーが気に入っていたので、南半球には移動したくないと、初めは乗り気ではありませんでした。しかし夫の友人から、日本語科でも教師を探しているので、応募したらと言われ、応募したら、すぐ私の仕事も決まりました。

後で知ったのですが、夫も私もオックスフォード大学で学んだことがあるというのが、有利に働いたそうです。ニュージーランドは英連邦の一つで、英国びいきが多かったのです。

クライストチャーチに着いてみると、町並みも英国的で、英国以外で一番英国的な町だと言われていました（残念ながら2011年の大地震で70％以上の市内の建物が破壊されました）。

しかし、倉敷市と姉妹都市の関係を結んでいて、市民はとても日本びいきで、親切でした。

当時日本人は15～16人しかおらず、今と違って領事館もなく、大使館の出張所に日本人の職員が1人いるだけで、名誉領事は日本人と結婚していた英国人の男性でした。

それでも日本びいきのニュージーランド人たちは大勢いて、１９７０年には、「ニュージーランド・日本友好会」を作って、日本の文化を広めるために、様々な催しをおこなっていました。会員は50人近く、そのうち、日本人はわずかでした。他の人は、みんな休暇やビジネスで日本に行き、日本が好きになったのだそうです。

なお日本大使館のあるウェリントンでは１９５９年から「ウェリントン日本協会」ができていて、ニュージーランド最大の都市、オークランドでは１９６０年に「ニュージーランド・日本友好協会」ができ、ホークス・ベイには１９６１年から「ホークス・ベイ日本協会」がありました。

そういう歴史からすれば、クライストチャーチに友好会ができたのは遅かったわけですが、活動範囲は広く１９７２年にカンタベリー大学に日本語コースができたのも、友好会の人々の働きかけもあったからだそうです。

日本語科の教師は3人で、私が4人目。学生は1年生から3年生まで合わせて50名ほどでした（ニュージーランドの大学は、英国と同じで3年制）。市内の２つの高校でもすでに日本語を教えていたので、日本語科では1年生でも日本語を学んだことのある学生や、日本に行ったことのある学生たちもいて、文字通り、日本が好きな学生たちが集まった学科でした。市内の職業専門学校でも、私が来る1年前から日本語を教えていました。

その後、ニュージーランドにある7つの大学のうち、6校で日本語の学科ができ、日本文化、文学、歴史などを教えています。カンタベリー大学とオークランド大学では、博士号もとることができます。国全体の総人口は500万人弱で、福岡県くらいの人口です。そこで6つの大学に日本関係の学科があり、オークランド、ウェリントン、クライストチャーチにある職業専門学校にも日本語コースがあります。だから日本への関心がいかに強いかがわかると思います。

1990年代になると、経済成長を遂げた日本へ行って働きたい学生が急増し、カンタベリー大学でも、学生数は200名を超えました。市内にある高校でも、第二外国語に日本語を選択する生徒が急増し、フランス語にとってかわりました。その時は、私が学科長だったので、教師が足りなくて困り、日本政府にも協力してもらって、教師を2人増やし、6人にすることができました。

また市内には日本人の数も急激に増え、1992年には「カンタベリー日本人会」を結成しました。現在クライストチャーチ在住の日本人は、約3000人だそうです。日本人が一番多いのはやはりオークランドで、約3万人とありますが、その中には、ワーキング・ホリデーで来た人たちも入っているそうです。

各地の友好会は、日本の文化を広めるために、色々な行事をやっています。クライストチャーチでは、「四季」という琴、三味線などを演奏するグループや、和太鼓をやる若者たちが「タクミの会」を作って、様々な行事でその技を披露しています。

日本大使館や領事館の共催で、映画祭やジャパン・デーなどもあります。ジャパン・デーには日本食の屋台も出て、大勢の市民が集まり、お琴やお茶、踊りなど色々な催しを楽しんでいますが、特に太鼓は人気です。ニュージーランド人の間では生け花や盆栽も人気で、ジャパン・デーには盆栽の愛好家たちが自慢の盆栽を展示したりします。中にはコスプレの衣装で集まる日本人やニュージーランド人の高校生たちもいます。

そのように日本文化に対する市民の関心は強いのですが、日本語教育自体は、危機にさしかかっています。

中国が経済大国になり、対中貿易も増えたので、中国語を学ぶ高校生や大学生が増えたためです。親たちも子供が中国語を学べば、就職の機会が増えると言っています。

それで、高校の日本語教師たちは、仕事を失う危機に直面しているところです。

残念ながら、日本経済の衰退は、ニュージーランドでの日本語教育にも衰退の危機をもたらしているわけです。

幸い日本文化や社会についての興味は、衰えていません。特にクライストチャーチでは２０１１年2月22日に大地震があり、日本人も21名亡くなりましたので、日本人の犠牲者を悼む人々が多いのです。今年は地震の10周年を記念する催しもありましたが、日本からの遺族はコロナ禍のため参加することができませんでした。そこで、市では日本人の犠牲者のために、２０２３年には、十三回忌をおこなおうと計画中です。私もその企画に参加していますが、２０２３年までにはコロナ禍もおさまり、日本人の遺族の方々も参加できることを切に願っています。

第6章　ロックダウンの法的問題

日本とニュージーランドそれぞれの反応

ニュージーランドでは新型コロナウイルスの感染を防ぐためにアーダーン首相および労働党政権はレベル4の厳しいロックダウンを実行し、国民の91・6％もそれを支持したわけです。

そのことをZoomであったある日本の研究会で話すと、日本では憲法で国民の権利や自由を守るよう定められているので、憲法を変えなければ、人と人との接触を抑制する厳しいロックダウンはできないと政治家たちが主張しているという説明が、1人の参加者からありました。

そこで日本における「コロナ禍と憲法」というトピックをネットで調べてみました。

すると2021年5月3日の憲法記念日にNHKがおこなった調査では、日本政府の緊急事態宣言で、「国民の自由や権利が奪われたと思う」と答えたのは12％、「どちらかというと思う」が26％で、両方合わせると38%が「国民の自由や権利が奪われたと思う」という結果が出ています。その理由としては、「最低限の生活ができない人がいたから」が31%、「感染者への差別や偏見があったから」が20%、「営業の自由が制限されたから」が18%、「移動の自由が制限されたから」が17%、「休校で授業を受ける機会が失われたから」が10%とあります。

このうち最初の2つの項目は、憲法とは無関係ですね。また日本の憲法の22条には「営業の自由」と「移動の自由」が挙げられてはいますが、しかし「公共の福祉に反しない限り」と但し書きがついています。これは「公共の福祉」の方が重要な時は、「営業の自由」や「行動の自由」は制限されてもよいと解釈できる条項ではないでしょうか。

ニュージーランドではどうかといえば、政府も国民も新型コロナウイルスの国内感染を防ぐことが「公共の福祉」のためには重要だから、「営業の自由」と「移動の自由」は制限されてもよいと考えたわけです。もちろん政府が経済的補償もしたからですが。

江藤祥平一橋大准教授の見解の妥当性およびニュージーランドの見解

そこでもう少し日本のことを調べてみますと、『東京新聞』2021年5月3日付では、「感染症と憲法」を研究課題の一つとする江藤祥平・一橋大准教授は、こう述べています(［］内は引用者)。

「［日本で］新型コロナウイルス感染拡大への政府対応は、国民への自粛要請が基本になってきた」が、「自粛頼みで強制力を伴う法整備を怠ってきたのは、公衆衛生の向上を国の努力義務とする憲法二五条二項に反する」、「国家の責任を曖昧にし、個人の自由を萎縮させる点で『立憲主義の精神』にもとる」と。

そして江藤准教授はコロナ社会における憲法上の問題点については、「法規制が要請ベースにとどまるのが一番の問題。感染防止に必要なのは、何よりも国民の行動変容だ。日本では自粛要請が中心で行動変容が長続きしなかった。感染防止のため、時には強制力のある措置を実施することは国の義務。二五条二項は、国に対し、公衆衛生の向上と増進の努力義務を課しているのに、これまで法整備を怠ってきたのは義務違反だ」とし、「要請に応じて支払われるのは協力金で、お礼にすぎない。強制力がないので補償の問題が出てこない。しかし、新型コロナ特別措置法の改正で罰則を背景にした以上は、財政上の措置を講じることは必要だ。二九条（財産権の保障）に基づく損失補償は不要とするのが一般的な見解だが、置かれている状況は事業者によって全く違う。体力で劣る中小零細事業者をある程度カバーするのは憲法上の要請だと思う」と語っています。

私は江藤教授のこの指摘は、妥当だと思います。

というのは、アーダーン首相や労働党政権、そして保健省局長のブルームフィールド博士は、科学者たちの調査と助言をもとに、新型コロナウイルスの感染を防ぐことが「公衆衛生」のために重要だと考えて、「強制力のある措置」をとっただけでなく、同時に第3章で詳しく紹介したように自営業を含めた企業、店舗、レストラン、バー、喫茶店などのサービス業を経済的に支援し、社員や店員の給与も援助しましたし、失業者や貧困家庭や年金生活者などにも財政的支援をし、インターネット授業のための子供たちや親たちへの財政支援や、アルバイトをなくした大学生にも財政支援したわけです。

日本政府は、すでに1人当たり10万円支給し、どの国より多額の資金を使ったわけです。だからこれから、江藤准教授の指摘するような支援がどこまでできるかわかりませんが、しかし「新型コロナ特別措置法の改正」をしたので、あわてて現憲法改正をする必要はないはずです。

憲法学者木村草太教授の指摘の妥当性と様々な国の反応

新型コロナウイルスに対応するために現憲法を改正する必要がないことについては、東京都立大学教授の憲法学者、木村草太氏も次のように言っています。

結論からいうと、二つの条件が満たされれば、私権の制限は可能です。①規制の目的が自由の制限を正当化できるほど重要で、②規制の方法が合理的かつ、必要不可欠であれば、法律に根拠のある規制は合憲とされます。コロナ禍に当てはめれば、毒性の強い感染症のまん延を防ぐという『目的』の重要度は高い。感染症の専門家が合理的で必要だと考え、かつ法律に即した『手段』であれば、自由の制約は正当化され得るということになります。日本に限らず、欧米など立憲的憲法を持つ国々では、このような論理でコロナ禍における自由の制約がなされてきました。（「朝日新聞デジタル」２０２1年5月3日）

欧米諸国は、新型コロナウイルスが流行しだしたころは、実は緩い規制しか設けておらず、国民の自粛に頼っていました、しかしウイルスがより強力な感染力を持つ英国型や、南ア型、インド型などに変異し、その流行を抑制することができなくなったので、木村教授が指摘されるように、より厳しく国民の自由を規制し、人的交流を抑制するようになっていきました。

私の息子は仕事でイタリアに一家で行っていますが、近所には老人が多く、厳しいロックダウン中に近所の老人が３人も亡くなった、だから近所に配慮して、子供たちも家の庭でしか遊ばせないと言っていました。またオランダ、フランス、英国にいる友人たちも65歳以上だからロックダウンで外出もできないとこぼしています。しかし5月以降は、ワクチンの効果もあり、感染者も少なくなり、夏休みに向けて、規則を緩める国も多くなりましたが。

なおスウェーデンはロックダウンをしない国として世界中で有名になりました。しかし死者の数、特に老人の死者の数が他の北欧諸国に較べて突出して多いので、昨年12月には国王は、「スウェーデンのやり方は失敗だった」と発言しています。

そこでスウェーデンも、ロックダウンに近い厳しい規制を導入しましたが、２０２1年8月12日現在、死者の数は1万４６５８名です。一方隣国ノルウェーは、人口はスウェーデンの約半分ですが、ロックダウンをしたので、２０２1年８月12日現在の死者数は８０7名、フィンランドも人口はスウェーデンの半分で、やはりロックダウンをしたので、２０２1年８月12日現在の死者の数は９９５名です。

ニュージーランドは、ノルウェーやフィンランドよりは人口が40万人ほど少ないですが、死者の総数は８月12日時点で26名です。

以上のように死者の数を見ただけでも、早い時期に厳しいロックダウンをおこなえば、人の命を救えることがはっきりしているのではないでしょうか。

しかしロックダウンは違法と訴えた弁護士も

実はニュージーランドには、全国を対象としたロックダウンが終わった8月に、ロックダウンは違法だったと裁判所に訴えた弁護士がいたのです。

興味深いことに、その弁護士は国家の首長であるアーダーン首相の行為が違法だと訴えるのではなく、保健省局長のブルームフィールド博士に対し、局長はロックダウンをおこなう権限はなく、どの企業がエッセンシャルな企業か選択したり、決定する権限もないと異議申し立てをしたのです。

そこで裁判所で審議がされ、その結果、局長には国民の健康を管理するための権威がある、しかし3月23日には口頭でロックダウンをおこなうと宣告し、国民に自宅待機を要求したけれども、局長が正式の書面でその旨報告したのは、9日後の4月3日だった、したがってロックダウンの最初の9日間は法律違反だったが、それはパンデミックという緊急事態に対応するためだったので、局長の行為は容認されるべきだという判決が出ました。

もちろん国民は、局長の行為が違法だったことは意に介しませんでした。なぜなら早期にロックダウンしたために、国内感染がいち早くゼロになったからでした。局長に対する信頼も揺るぎませんでした。

その後は新たに制定された「Covid-19に対する公衆衛生条項」によって、警察も違反者を逮捕し、禁固刑や罰金刑に処することが可能になりました。

なおその弁護士は、ロックダウンを実際に実行したアーダーン首相に対しては、首相に法的権威があるかどうかについて、疑問は呈しませんでしたが、国民も首相の権限に疑問は抱きませんでした。

興味深いのは、アーダーン首相は、3月23日にレベル4のロックダウンをすると告げた時に、婉曲な表現でしたが、新型コロナウイルスには強力な殺傷力があり、ロックダウンはそのウイルスを排除する手段だという主旨の話をしたことです。そして3月25日には「国家緊急事態宣言」を発動させ、26日にレベル4のロックダウンを開始。「Unit against Covid」（一致団結してコロナと戦おう）というスローガンを打ち出しました。

それで国民は、新型コロナウイルスとの戦いは、一種の戦争だと感じたわけです。

友人の社会学者も、「戦時には、個人の自由や権利よりも公共の目的の方が重要となる。新型コロナウイルスとの戦いは戦争だと国民も理解したので、個人の自由や権利を制限するロックダウンを受け入れたのだ」と言っていました。

オーストラリアは「戦時内閣」を組織

隣国のオーストラリアでは1月25日に武漢から帰国した男性の感染が判明し、国内の感染もニュージーランドより早く広がったので、新型コロナウイルスを敵だと見なし、２０２０年3月13日に**実際に「war cabinet」、つまり「戦時内閣」を組織しました。**

それはオーストラリアでは、州知事も独立した権限を持っているので、新型コロナウイルスに対処するためには、州知事をまとめる権威が必要だと、政府が考えたからでした。

州知事、そしてアボリジニーの人々の住む地域の長も、それを支持しましたが、「戦時内閣」ができたのは、第二次世界大戦以来、初めてでした。それぐらいオーストラリアは新型コロナウイルスを危険視したのです。

しかしオーストラリア政府は、新型コロナウイルスの徹底的排除ではなく、抑制政策をとるとし、3月15日から500人以上の集会は禁止、仕事場や学校は閉鎖しないとしました。

しかしそれでは感染を抑える効果はありませんでした。

そこでモリソン首相は、ニュージーランドがレベル4のロックダウンを開始した2日後の3月28日になって、国内の感染を抑えるために、3月30日からロックダウンをおこなうと発表しましたが、その内容はニュージーランドのレベル4の対策とほとんど同じでした。緩かったのは、家屋の内外では2メートルの距離をとれば人と会える、結婚式は5名まで参加できる、葬式も10名まで参加可能とした部分でした。ニュージーランドでは、会えるのは同居人のみ、葬式の参加者は1名、結婚式はなしでした。

オーストラリアでもやはり厳しいロックダウンは効果があり、国内の感染者は激減し、4月には20名くらいとなり、ニュージーランドより遅れて、7月1日にロックダウンは終わりました。

ところがメルボルンのあるヴィクトリア州では、隔離施設のホテルの民間の警備人たちが、隔離されている人々と親密に交流したため、コミュニティに感染が広がりました。

なぜここでヴィクトリア州を例に挙げるかといえば、オーストラリアでは米国と同じように、州知事にもロックダウンをおこなう権利があるからです。

　ヴィクトリアの州知事は急速に広がる感染を防止しようと、ニュージーランドより厳しいロックダウンをおこない、散歩にも、夫婦やカップルであっても、1人でしか行くことができないとしました。これは散歩している人のうち、誰が違反しているか見分けやすかったからでしょう。

　しかしそういう厳しいロックダウンをしても、感染者は減らず、10月28日にやっとロックダウンが終わりました。モリソン首相がロックダウンをしたのが3月30日でしたから、ヴィクトリア州の人々にとっては長いロックダウンでした。しかもオーストラリアの死者の総計は910人ですが、ヴィクトリア州ではそのうちの90％を占める820人の死者が出ました。

　このようにヴィクトリア州では厳しいロックダウンをおこなっても感染が広がり、死者の数も多かったのは、初期の対応が遅れたからでした。そこで他の州では感染者が出たらすぐロックダウンをするようになり、21年4月23日にパースで陽性者が1人見つかった時には、ウエスタン・オーストラリアの州知事は、その日からパースとその近郊地域を即座に3日間のロックダウンにしました。

日本への提案

　以上のような例から、日本でも憲法を変えるなどという悠長なことをやる前に、江藤准教授が指摘しているように、「感染防止のため、時には強制力のある措置を実施することは国の義務。二五条二項は、国に対し、公衆衛生の向上と増進の努力義務を課しているの」で、これを最大限に活用して厳しいロックダウンをおこない、同時に「財政援助」をすれば、新型コロナウイルスの被害を抑えることができるのではないかと思われます。

ニュージーランドではロックダウンは違法と訴えた弁護士もいたわけですが、約1年後の2021年5月17日に発表された調査結果でも、「国内に新型コロナウイルスの感染者がまた出たらロックダウンすべきだと思うか」という質問に対し、「感染者が出た地域のみロックダウンを」が94％、「全国にも」が81％と、ロックダウンの支持者は相変わらず多いわけです。

ですから日本政府も、科学者などの専門家の意見も聞きながら、国民の福祉や健康を優先した対策をとり、同時に適切な「財政援助」をすれば、国民は現在の憲法のままでも、厳しいロックダウンを受け入れるのではないかと思われますが。

第7章　速やかなV字型の経済回復

はじめに

ロックダウン終了後、経済は、米国の経済情報ニュース「ブルームバーグ」も注目したほど、めざましいV字型復興をとげました。

もちろんニュージーランドの経済も、2020年3月26日から始まった全国を対象とした厳しいロックダウンによって、100年に1度と言われるほど大きな打撃を受けました。第2四半期の6月末には、前期に較べてGDPが12%も減り、統計局はリセッション（景気後退）に入ったと発表しました。

ところが3カ月後の9月末の統計局の発表では、経済は14%も回復していました。

それはもちろん政府が厳しいロックダウンを実行し、短期間で国内感染をゼロにし、ロックダウンが終わった6月8日から、ビジネスはフル回転することができたからでした。

しかし政府は、経済復興のための奨励策もとったのです。

アーダーン首相も、ロックダウンが終了した時点で、これまでは「国民の健康を守ることを徹底してきたが、今度は経済再建に尽力していく」と発表し、実際に経済再建のために尽力したので、この点について紹介します。

14%のV字型回復へ

実は新型コロナウイルスの国内感染が始まる前は、経済は順調でした。

ですから労働党内閣は、国の負債も2019年には577億3600万ドルに減らせたし、2020年にはもっと減らすことができるだろうと、楽観的な予測を立てていました。

ニュージーランドの国の負債は、世界的にも少ないと言われていました。

しかし国民党が政権を握っていた時は、国の負債は600億ドルを超えていて、比較的少ない2016年にも約620億ドルでした。

つまり2017年に労働党が政権をとってから、経済は好調で、国の負債も減少していたわけです。

失業率も4・2%でした（なお国の負債は調査によって差があり、また為替レートも日々変化しますが、1ドルは100円と計算した方が国内での価値はより正確です）。

ところがコロナ禍という非常事態が起きたので、政府は3月26日からレベル4のロックダウンを開始し、スーパーマーケットや薬局と運送業などいくつかの必要なビジネス以外は閉鎖しました。つまり経済活動は一時的に停止状態になったわけです。

しかしロックダウンの悪影響は、すぐには出ませんでした。

２０２０年の第１四半期（1、2、3月）のＧＤＰは減りましたが、その率は１・６％低下しただけでした。それは第３章で説明したように、政府が様々なビジネスに支援金を出したからでした。また給与補助などのために、失業率も４・２％のままでした。

ところが第２四半期（4、5、6月）になると、コロナ禍の悪影響が統計上でもはっきり出て、ＧＤＰは12％減り、ニュージーランドはリセッションに入ったのです。

統計局によると、リセッションになった主な要因は、レベル４と３のロックダウンのため、ホテル、モーテルなどや、レストラン、喫茶店、バーなどの収益が47・４％減り、航空業界を含めた公共の交通機関、郵便局や宅配業、倉庫などの収益は38・７％減り、建築業界の収益は28％減ったからだとあります。

しかしリセッションは長くは続かず、**ロックダウンが終わった後の次の第３四半期（7、8、9月）には、ＧＤＰが14％も上がり、経済はＶ字型回復を果たしたわけです**。オークランドでは８月の半ばからレベル３のロックダウンが続いていたにもかかわらず、です。

このように急速に経済が回復したのは、６月８日にロックダウンが終わって以来、企業もその他のビジネスもフル回転しはじめたからでした。

忘れてならないのは、企業やサービス業その他のビジネスなどがフル回転することができたのは、政府が社員や店員などの給与の支援もしたので、彼らを解雇せずにすみ、ロックダウンが終わると、同じ社員や店員などを招集するだけで、再訓練などのロスなく、業務を開始できたことが要因でした。

もちろん輸出関連の企業も、すぐ輸出を再開することができました。

例えば、林業、木材関係の企業は、レベル4のロックダウンの期間には、倒産してしまう、政府の経済的支援は少な過ぎると文句タラタラでしたが、レベル3になると、雇っていた人々を招集し、早速中国への輸出を再開。国内の木材の高騰を招くほどの輸出量で、そのため国内の住宅の建設費用も高くなり、政府の経済支援が裏目に出たという批判もあります。


強調しておきたいのは、政府の給与補助金を受け取った企業その他のビジネスで、ロックダウン中でも収益が減らなかったところは、すでに2020年の7月から給与補助金を政府に返還しはじめています。ただし2021年5月14日までに返還したのは2万件で、返還総額は7億8800万ドル止まりとなっています。

政府の給与補助金の総計は130億ドルでした。だから返還された額は少額です。これについて経済学者は、これから返還するところは少ないだろう、それは政府が支援先のビジネスの収益を厳しく調査していないからだ、だから政府はもっと厳しく調査すべきだと指摘しています。また経済学者たちは、給与支援のうち、アルバイトの者にも週350ドル支援したが、彼らはいくつか仕事を掛け持ちしていたので、貰った総額は、それ以前の収入より多かったはずだが、彼らから返金してもらうのは不可能だろうなどと指摘しています。

ですから急激な経済回復の背景には、ビジネスの側が政府の給与支援を利用し、収益を増やしたという残念な面もあるわけです。

政府の消費奨励策と国民の購買意欲

政府はロックダウンが終わると、国内の生産と消費を拡大するために、国内で生産されたものを買うように奨励しました。それも経済の回復の一因となっています。

ただし輸入製品の産地である海外では新型コロナウイルスの感染が広がり続けていたので、輸入も減っていました。だから国内で生産されるものを買わざるを得ないということもありましたが。

しかしロックダウン中に、国民の間でも、同じ地域の生産者を支援しようという気運が高まっていたので、積極的に国内のものを買うようになりました。もちろんインターネットで海外のものを買う人もいました。特に若い人はそうでした。

忘れてならないのは、国民自体にも強い購買意欲があったことです。それも経済復興の一要因でした。ロックダウン中は、スーパーを除けば、店舗はどこも閉まっていたので、買いたい物があっても買えず、みんなフラストレーションがたまっていました。だから店舗が開いた途端、どっと買い物を始めたわけです。

もちろんレストランや喫茶店、バーなどにも出かけました。

面白いのは、ロックダウン中は自宅で過ごさねばならなかったので、身の回りの物に目がいき、家具やテレビなどの電気製品を買い替えようと思った人も多かったそうです。

ベッドをもっと快適なものに買い替えようという人も多く、ベッドとマットレスの注文が殺到し、生産者の側は、みんなに週末も働いてもらわないと注文に応じきれないと言っていて、テレビのニュースでも取り上げられるほどでした。

私も腰を痛めたので、ベッドのマットレスを買い替えようと、ロックダウンが終わるとすぐ買いに行きましたが、生産が追いつかないということで、マットレスが届くまでに5週間も待たされました。

またロックダウンが終わると、新車や中古車も大量に売れたそうです。みんなロックダウン中に車の販売店の店頭を見てまわり、好きな車を選んでいたので、売れ行きが早かったと、販売店では言っていました。

私は1992年製のダイハツ・シャレードに乗っていて、日本に行っていた15年間は使わなかったので、愛着があって手放せないでいたら、友人たちがもっと安全なのに買い替えろとうるさく、友人の一人は私の車に乗ることを拒否したので、買い替える予定でいました。でもロックダウン中は買えませんでした。それでロックダウン後に買いにいったら、あなたが欲しい小型車は売り切れた、1週間後に2019年のモデルで走行距離の少ないのが1台入る予定なので、それにしたらと言われ、待っていてその車を買いましたが、何軒かの販売店では、あなたの欲しい小型車は売り切れて、入荷予定もすぐにはないと言われました。それほど売れていたのです。

「ニュージーランド人って、そんなに金持ちなの？」

そういう疑問もあるでしょうが、月賦で買えますし、5年間無利子の店もあります。

経済回復のもう一つの要因は、ニュージーランド人は海外旅行が好きで、オーストラリアへの旅行だけでも年間20億ドル使っていたそうですが、国境閉鎖のために海外で休暇を過ごすことができなくなったので、そのお金を国内で使っている人たちがかなりいることです。

美術関係の人たちは、海外に旅行する予定のお金で、絵や美術品を買う人が多くなったので、若い画家や芸術家の懐もうるおうようになってよかったと言っていました。

またコロナ禍を避けて国内に戻っている音楽家や歌手も多いので、コンサートなども色々ありますが、どこも満席です。もちろん国内で活躍してきた音楽家や歌手のコンサートも多数あります。クライストチャーチでは、月曜日のランチタイムには、15ドルという安い値段で、国際的に活躍するピアニストや、バイオリニスト、歌手などのコンサートが聴けますので、私もよく行きます。映画館も盛況ですし、劇場も人気です。ただし小さな劇団は経営困難で、解散したところもありますが。ロックダウンが厳しかったことが、みんなに今できることを楽しもうという意欲を与えたようです。

野外での活動を楽しむ人も増え、サイクリング用の自転車なども良く売れたそうです。

このような国民の購買意欲や、コンサートや劇場、映画館に行ったり、またレストランやバーなどにも出かけて生活を楽しもうという意欲が、景気回復にも貢献したわけです。

面白いことに、遅れてロックダウンが終わったオーストラリアでも、みんながどんどん物を買いはじめているそうです。また米国でもワクチンの接種が広がって、買い物やレストランに行けるようになったので、人々はコロナ禍の始まる前より、物を買ったり、レストランへ行ったりしている、だから経済の回復が早まっているというニュースもあります。

人間の心理は、どこもあまり変わらないようですね。

政府は国内旅行も奨励

政府は、国境閉鎖で海外からの旅行客が来なくなったので大打撃を受けた観光業を支援するために、国内旅行も奨励しました。

日本でも観光庁や国交省が主体となって、夏休み前の２０２０年の7月初めから、「ＧＯ ＴＯトラベル」キャンペーンを始め、「宿泊を伴う、または日帰りの国内旅行の代金総額の二分の一相当額を国が支援」し、「給付額の内、七十％は旅行代金の割引に、三十％は旅行先で使える地域共通クーポンとして付与」したとあります。その目的は「新型コロナウイルスの影響を受けた地域への需要の早期回復と消費拡大」だそうです。しかし日本では感染者がゼロではないのに、政府が「ＧＯ ＴＯトラベル」キャンペーンをおこない、感染者の少ない地方にも感染が広がったという批判が日本の新聞に出ていました。それで２０２０年の12月28日には、そのキャンペーンは一時停止となり、現在も停止は続いているとありました。

しかしニュージーランド政府は、日本政府と違って、旅行者に経済的援助はしませんでした。それでも国内感染はゼロでしたから、国内旅行は安全になり、海外旅行に行けないフラストレーションもあり、航空会社も、海外の便が規制されたので、国内の旅費を安くしました。それで以前よりは国内旅行をする人が増えてきました。

私の知っている範囲でも、ロックダウン前と較べて家族連れで学校の休みに旅行したり、週末に一泊旅行をする人も増えました。二人共昔の教え子だった夫婦も、夫の方が定年退職したのでオーストラリアにいる子供たちに会いに行きたいけどできないので、車で南島を一周旅行していると言っていて、クライストチャーチに来た時は、夕食にレストランに招待してくれました。

私もイタリアにいる息子一家に会いに行けないので、ウェリントンやオークランドに行きました。他の友人たちも、オークランドのアートフェスティバルに行ったり、南島の南端にある島に旅行したりしています。またオートバイ仲間と一緒に、観光地にオートバイで一泊旅行する友人もいます。

もっとも国内旅行が盛んになっても、観光業界の収益は海外からの旅行者の多かった国境閉鎖以前の収益には届いていませんが、経済回復には貢献しました。ですから政府が国内旅行を奨励したことは、効果があったわけです。

経済全体の規模は他の国と同様に縮小

政府は景気回復のために様々な対策をとり、国民自身の要求もあって、経済は14％も回復したわけです。

とはいえ、コロナ禍で、ニュージーランドの経済も、全体的には縮小しました。

２０１９年と比較した場合、ニュージーランド経済は、２０２０年度には2・９％縮小しました。経済学者たちは10％以上縮小すると予想していたので、それよりは少ない率です。

縮小率が少ない原因としては、やはり政府が企業をはじめビジネス全般へ直接の経済的支援をし、社員や店員などへの給与補助金を出したことがあります。

では他の国と較べると、どうだったのか。

中国だけが、経済が縮小せず、逆に2・3％の成長を見ました。

他の国の経済は一様に縮小しています。

縮小率が一番少ないのは、オーストラリアで、1・1％縮小しただけでした。

その要因として挙げられるのは、オーストラリア政府も企業などへ直接の経済支援をし、給与補助金は、ニュージーランドが2020年の9月1日までだったのに対し、2021年の3月28日まで続けたことです。もう一つの要因は、オーストラリアは鉱産物を輸出していますが、最大の輸出先の中国はコロナ禍の影響が少なく、経済は早くから回復していたので、ロックダウンが終わるとすぐ中国に鉱産物を輸出できたことです。その結果オーストラリアではコロナ禍の悪影響は少なかったわけです。

では日本の経済はどうかと見ると、コロナ禍で2020年には4・8％縮小したとあります。

米国の経済も3・5％縮小、英国経済も3・5％縮小、ドイツは5％縮小したとあります。

2021年のニュージーランド経済は好調

ニュージーランドの経済は、2021年には、プラス成長に変わりました。

グラント・ロバートソン財務大臣は、5月20日に2021年7月から1年間の予算を発表した時、ニュージーランドの経済は2021年からの3年間に年平均3・4％成長すると述べています。

ただし財務省は、２０２１年の6月末のＧＤＰは２・９％増え、２０２２年6月末のＧＤＰは３・２％、２０２３年6月末のＧＤＰは４・４％増えると予測しています。

ロバートソン財務大臣の発表は楽観的かもしれませんが、コロナ禍で１００年に1度という大打撃を受けたニュージーランドの経済が、プラス成長に転じたことは確かです。

それで２０２１年2月には、Ｓ＆Ｐグローバルがニュージーランド経済のランクを「AA+」とし、ムーディーズは現在ニュージーランド経済のランクを、「Aaa」としています。またフォーカスエコノミクスはニュージーランドの経済は２０２１年には４・５％成長し、２０２２年には２・９％成長すると予測しています。

経済学者の中には、これまで国の収益の18％を占めていた観光業が復活していないので、経済成長に歯止めがかかると懸念する者もいましたが、２０２１年4月19日からオーストラリアに国境を開いたので、両国の国民は２週間の隔離なしに２国間を自由に行き来することができるようになりました。

コロナ禍以前は、オーストラリアからの観光客は、ニュージーランド全体の観光客の4分の1を占めていて、毎年１１０万人以上が訪れて、約20億ドル使っていたそうです。

ですから観光業界、ならびにニュージーランド経済にとっても朗報で、国境が開いてから1カ月の間にすでに1万人以上のオーストラリア人が、ニュージーランドを訪れています。

なおオーストラリアのモリソン首相自身も、5月30日、直接ニュージーランドに来て、オーストラリア人がよくスキーに来る観光地のクイーンズタウンで、アーダーン首相と首脳会談を開きました。

モリソン首相には、自国民に直接クイーンズタウンの魅力を伝え、それによってアーダーン首相との直接会談をスムーズに運ぼうという狙いもあったようです。

モリソン首相とアーダーン首相には、両国が新型コロナウイルスから自由であることを、世界に向けてアピールしようという意図もありました。ただしメルボルンで新規の感染者が出たので、モリソン首相と側近たちはみんな検査を受けて、陰性だとわかってからニュージーランドに来ていますので、どれだけの宣伝効果があったかは不明です。

いずれにしてもニュージーランドの経済は順調に復興し続けていて、2021年5月末には、財政収入が、ロバートソン財務大臣が5月の初めに出した予想よりも、4・1億ドルも増えていると、7月2日付の『クライストチャーチ・プレス』紙に出ていました。それほど経済は急成長しているわけです。

そのため、ピュー・リサーチの5月の調査によれば、ニュージーランド国民の自国の経済状況への信頼度は73%で、オーストラリアの74%、スウェーデンの84%についで、第3位だそうです。

なお自国の経済に対する国民の信頼度の世界的平均は、48%です。だからスウェーデン、オーストラリア、ニュージーランドの経済状況が良好なことが推測できるでしょう。

ただし国民の信頼度2位のオーストラリアでは、デルタ株の感染が広がり、7月から再びロックダウンが始まり、経済が悪化しはじめています。8月に入っても感染者は増加し続けていて、シドニーのあるニューサウスウェールズ州では、ロックダウンは12月まで続くと予想されています。

第8章　経済回復後も問題が！

海外からの季節労働者

経済が回復する一方で、問題も残っています。

一番の問題は、季節労働者をどうするかです。また失業者の数も4・2%ですが、朗報もあります。また急激に経済が回復することで、家の値段が20～30%高くなるなどの弊害も出てきたことです。そこでこれらの問題を少し詳しく見ていくことにします。

コロナ禍で、海外からの帰国者は到着後、すぐに隔離施設であるホテルに直行し、2週間ホテルに滞在しなければならないことは、第1章で説明しましたが、その結果わかったのは、ニュージーランド経済の一部が、海外からの季節労働者によって支えられていることでした。

そのきっかけは、2020年10月21日に、クライストチャーチの隔離ホテルにいるロシア人の船員たちの間から25人の感染者が出たことでした。

船員たちは、漁船で働くために、ニュージーランドの漁業会社に雇われてきた人たちでした。つまり彼らは、ロシアからの季節労働者だったのです。ロシアは冬に向かい、ニュージーランドは夏だったことも、賃金とは別に、ロシアの船員たちには魅力的だったのでしょう。

ロシアからの船員は後続の人々もいて、全部で150名来るということでしたが、新型コロナウイルスが流行している間は、後続の人々は受け入れないことになりました。

もう一つわかったのは、ニュージーランドには、南太平洋諸国からの季節労働者が毎年かなり来ていたことでした。わかったきっかけは、2020年3月19日に国境が閉鎖されたために自国に帰れなくなっていた人たちがいたからでした。

政府はそういう滞在者に対してはビザを延長し、経済的支援もおこないました。

一方ニュージーランドの農場の中には、秋の収穫期に向けて例年通り南太平洋諸国からの季節労働者を雇いたいけれど、隔離施設に空きがないので、雇えないで困っていると、政府に訴えていたところもありました。

それならコロナ禍で失業したニュージーランド人を雇えばよいではないかという意見もありましたが、農園側は、そういう人々を訓練するのは大変だし、ニュージーランド人は雇用契約が厳しいなどと言っていました。つまり南太平洋諸国からの季節労働者は、住居などを提供すれば、効率的に安く雇えるということです。

さらにもう一つわかったのは、ワーキング・ホリデーで来ていた若い人たちも、ニュージーランドの経済にとっては、重要な労働力だったことです。

彼らは主に観光業関係や、レストランなどで働いていました。

私も友人と近くの観光地に出かけた時、南米のウルグアイから1年間のワーキング・ホリデービザで来たという若い夫婦に出会いましたが、帰国できないので、ビザを延長してもらい、近くの農家で働いている、待遇もよく、親切な家族だと言っていました。

以上のようにコロナ禍のために、一般のニュージーランド人は、自国の経済が南太平洋諸国やロシアからを含めた季節労働者や、ワーキング・ホリデーの人たちに頼っていることを、改めて知ったわけです。

政治家もこの問題を無視できなくなり、アーダーン首相は２０２１年5月17日の議会で、季節労働者はＯＥＣＤ諸国の中で一番多いので、国民に職業訓練の場を提供したりして、季節労働者を減らすような対策を考えていかねばならないと発言しました。その後メディアとのインタビューでも、国民党内閣の10年間に季節労働者は20万人に増え、国の労働力の５％となったが、彼らは賃金が低いので、国内の労働者の賃金を抑える逆効果もある、だから彼らに対する政策を変えねばならないと言っていましたが、まだ具体案は出していません。

その後、ある大臣が、コロナ禍で季節労働者や移民の問題がはっきりしてきた、これからは低い技能者ではなく、高い技能を持った者や投資家を受け入れるように変えていく必要があると発言しました。それで季節労働者を多く雇っている農業関係者や、短期間のビザで老人ホームなどで働いているパシフィカたちから反発がありました。

エコノミストからも、季節労働者や短期間のビザで働いている人のもたらす経済効果は大きいという反論がありました。

これから政府がどういう解決策を出すかわかりませんが、国境が閉鎖されているため、まだニュージーランドにいる季節労働者も多く、その半面労働力不足で困っているところもあります。そこで労働大臣は6月10日、ワーキング・ホリデーのビザと季節労働者のためのビザを6カ月間延長する、そして現在働いている職場から他の職場に変わってもよいが、ニュージーランド人の雇用を妨げない限り、という条件をつけました。

このようにコロナ禍は、ニュージーランドの経済が季節労働者の存在によって支えられている部分が大きいことを明るみに出したわけです。

実はオーストラリア経済も季節労働者やワーキング・ホリデーで来る若い人たちに依存していたことが、最近ですが、ニュースになりました。オーストラリアの場合は、ニュージーランドより国土も大きく、人口も多いので、季節労働者とワーキング・ホリデーで、オーストラリアで働いていたのは、約30万人だったそうです。

私はワーキング・ホリデーというのは、若い人たちが自国以外の国で働き、様々なことを学べる良い制度だと、単純に思っていました。それでニュージーランドでもオーストラリアでも、ワーキング・ホリデーという制度が両国の経済にとって、重要かつ便利な制度となっていたことに、驚きました。

失業率の問題

もう一つの問題は、経済が回復したのに、一般の失業率はまだロックダウン以前のレベルに戻っていないことです。

コロナ禍の前の失業率は４・２％でしたが、ニュージーランドの特徴は、ＧＤＰの率と失業率は、必ずしも一致していないことです。

例えば第１四半期（1、2、3月）には、ＧＤＰは１・６％減りましたが、失業率はロックダウンが始まる前と同じく４・２％でした。

そしてロックダウン中の第２四半期（4、5、6月）には、ＧＤＰは12％も減りましたが、失業率は興味深いことに４％でした。０・２％失業率が減ったのです。

それはなぜかといえば、第３章で説明したように、政府が雇用者側に社員や店員を雇用させておくために、社員や店員などの給与の大部分を援助していたからでした。またロックダウンで失業した場合、企業や店舗などが再び雇用するだろうと予想して、失業手当よりは高額を支払っていて、完全な失業者としての数には入れていませんでした。その結果、失業率は４％となったわけです。ただし統計局は、潜在的な失業率は12％で、労働時間も10％短縮されたと指摘しています。

ところが第３四半期（7、8、9月）の9月末には、経済は14％ものV字型回復を遂げたのに、失業率は５・３％に増え、失業者数では３万７０００人も増えたのです。

また8月14日から2度目のロックダウンを経験したオークランドでは、失業者数が1万５８００人も増えました。つまり全体の失業者の半数近くが、オークランドに集中していたわけですが、これは国の人口の3分の1がオークランドに住んでいることと関連しています。

このように第3四半期には景気は14％も回復したのに、失業者は逆に増加したわけです。

統計局は、前期の潜在的失業率は12％だと推測していたので、5・3％というのは当然かもしれませんが、経済は目覚ましい回復を見せたのに、失業率が急増したというのは、奇異に聞こえるかもしれません。しかしこれは、政府がそれまでおこなっていた給与補助金を9月1日に打ち切ったので、ビジネスの側は人員整理をおこない、身軽になって、フル回転で始動しはじめたからでした。例えばニュージーランド航空は、4000人もの解雇者を出し、国内最大の建設業者のフレチャーズは1000名の解雇者を出しています。

なお第7章で指摘したように、ロックダウン中も収益の減らなかったところでは、2020年の7月から給与支援のお金を政府に返還しはじめていますが、2021年5月14日までに返還したのは2万件で、返還総額は7億8800万ドルとなっています。

しかし政府の給与補助金の総計は130億ドルでしたので、まだ返していないところも多いわけです。しかもフレチャーズのように人員整理で、雇用を減らしたところもあるわけで、それが5・3％の失業率になったので、残念なことです。

ただし第4四半期（10、11、12月）には、前期の5・3％から4・9％に下がりました。

そして2021年の第1四半期（1、2、3月）の失業率は、4・7％になり、6月末には、4・2％になりました。

ちなみにオーストラリアの6月末の失業率は5・5％、米国の失業率は前期より1％減り、5・8％

となっています。

求人の急増

失業者への朗報もあります。

２０２１年1月には求人広告が急増し、12月に較べて、オークランドの求人広告は24％増え、首都のウェリントンでは20％増え、クライストチャーチのあるカンタベリー地方では17％増えました。つまり都市部で求人広告が増えているわけですが、南島ではオタゴと西海岸でも21％増えています。ですから地域によって求人広告の数は違っているわけです。

そして3月には前の月の2月に較べ、全国の求人広告は10・６％増えました。

特にオークランドでは13・３％も増えています。オークランドは8月のロックダウンで多数の失業者を出し、2月にもロックダウンを経験しているので、サービス業や、ジム、娯楽施設、それに様々な店舗の店員など、広範囲の職種で求人広告が増えているそうです。

全国的には、一番求人が多いのは、ＩＴ関係と通信関係だそうです。これはロックダウンの時、様々な分野でＩＴや通信関係の技能者が必要なことがわかったからです。

また製造業や建設業の部門でも求人が増加しています。製造業の求人が増えているのは、様々な物の国内消費も増え、輸出も可能になったからです。建設業では商業施設の建設は減少したと言いましたが、住宅の建設が求められているので、人手不足になってきています。

7月2日付の『クライストチャーチ・プレス』紙によると、6月末には経済が全体的に回復し、求人が増えたにもかかわらず、国境閉鎖で国外からの働き手が来ないので、人手不足になっていて、2023年には、失業率も4％を切るだろうとありました。特に建設業界では海外からの労働力を得られないので、家の建設に遅れが出ているほどだとありました。

ですから、もはや失業率の高さが問題だとは言えなくなりました。

ただし日本の皆さんにとっては、ニュージーランドでは失業率が4％以上なのに、労働力が足りず、季節労働者やワーキング・ホリデーの人たちが必要だというのは、矛盾に聞こえるのではないでしょうか。

私も最初矛盾していると思ったのですが、それは海外からの季節労働者やワーキング・ホリデーの人たちがやっている仕事は、短期間だったり、賃金が安く、単純な労働だったりで、一般のニュージーランド人には魅力がないからでもあります。

もう一つの問題は、仕事を得るためには、家族と一緒に遠隔地などに移動する必要があったりするので、そういう場合は仕事をしないという選択をするからです。ここでは単身赴任は珍しいのです。

また子供がいる一人親などは、政府から一人親手当の他に、子供1人についていくらと上乗せした経済支援があるので、仕事によっては、収入が減るため、応募しないこともあります。

だから、失業率が4％でも、海外からの季節労働者やワーキング・ホリデーの人たちが来ないので、人手不足だという矛盾した状況にあるわけです。

高い女性の失業率

「世界経済フォーラム」の報告書では、コロナ禍による女性の失業率は男性より高いと指摘しています。

ニュージーランドでも、２０２０年９月末の失業率の平均は５・３％でしたが、そのうち男性の失業率は４・８％で、女性の失業率は５・８％でした。そして同年12月末の平均失業率は４・９％ですが、そのうち男性の失業率は４・７％に対し、女性の失業率はやはり５・４％と高い数字です。

これは女性の失業者の多くが、国境閉鎖で大打撃を受けた観光業と関係のあるガイドや、ホテルやレストラン、土産物店などの従業員などをしていた人々で、観光業関係で失業した女性は、女性全体の失業者の約半分の２万人近くいます。

ニュージーランドの観光業は、コロナ禍のために収入が16％減ったと言われていますので、女性の失業率が高いのは当然なわけです。

もちろん男性で観光業に携わっている人たちもたくさんいたので、男性の失業者もいます。しかし都市から離れた観光地では、女性のできる仕事が少ないので、女性たちは観光関係の様々な仕事に就いていたわけです。

だから国境閉鎖で海外からの観光客が来なくなったことは、観光業で働く女性たちにとって大きな打撃でした。

朗報も！

しかし観光業に従事していた女性たちにも、朗報があります。

先ほど述べたように2021年5月6日、政府はコロナ禍対策で使わなかった予算のうちから2000万ドルを、観光業を2年間支援するために使う、特に海外から観光客が来ないので困っているクジラの観光などで有名なカイコウーラなど南島の5つの地域を重点的に支援すると発表しました。またそのうちの450万ドルは観光地のコミュニティの福祉や関係者の精神的なカウンセリングなどの費用に使うそうです。

それで南島の観光地の女性の失業率は、改善されるのではないかと思います。

ただし南島の観光地に対する政府の支援に対しては、北島の観光地からは不公平だという批判が出ました。しかし北島の観光地は、オークランドやウェリントンという都市に近いので、国内旅行をするようにという政府の奨励もあって、週末や祝日には、ニュージーランド人の観光客がかなり増えています。

いずれにしろ政府の経済支援は、南島の観光業者、特に女性には明るいニュースです。

また4月19日からは、すでに言及したように、オーストラリアからの観光客も来ることができるようになりました。

オーストラリアは、ニュージーランドが2020年の9月末には新型コロナウイルスの感染がゼロになったので、2020年の10月末から、ニュージーランド人を2週間の隔離なしに受け入れていました。

しかしオーストラリアは感染者がゼロにならないので、一方通行でしたが、感染者がいなくなったので、アーダーン首相は今年の4月19日からオーストラリアからの旅行者を2週間の隔離なしに受け入れること、いわゆる「トランスタスマン・バブル」に同意しました。

つまり両国の国民は、コロナ禍以前のように、2国間を自由に旅行できるようになったわけです。

そこでオーストラリアからの訪問者は最初の週は６０００人もいました。その後は週約５０００人くらいでした。もちろんその中には、家族を訪問する人たちも含まれていますが。

観光業界にとっては持ち望んでいた嬉しいニュースでしたので、南島のクイーンズタウンでは最初のオーストラリア人の観光客たちが到着した日には、祝賀式までやりました。

スキーシーズンになれば、もっと多くのオーストラリア人がクイーンズタウンやマウント・クックなどにスキーをしにくると見込まれています。

ただしオーストラリアからの観光客は南島だけでなく、北島の観光地にも行きますので、コロナ禍の前には、海外からの観光客の4分の１の１１０万人以上のオーストラリア人が毎年来ていて、全体で20億ドル以上使っていたそうです。

もっともニュージーランド人も、同じ額をオーストラリアで使うと言われていますが、オーストラリアとの国境が開かれたことは、観光地で仕事をしていた女性たちにとっては、雇用のチャンスが増えたことを意味していました。

だが残念なことに、オーストラリアは7月に入ると、デルタ株の感染が増え、とうとうロックダウンに入りました。そこで、ニュージーランド政府は7月22日午後11時59分から、オーストラリアとの国境を閉鎖すると発表しました。したがって観光業界で働く女性にとっては、仕事をなくす可能性が、再び大きくなってきています。

マオリ人とパシフィカの高い失業率

実はニュージーランドで失業率がダントツに高いのが、マオリ人や南太平洋諸国の出身者、つまりパシフィカです。

２０２０年の12月末の失業率は４・９％ですが、それは平均値で、その中にはマオリ人の失業率の９％、パシフィカの失業率の９・６％も含まれています。

マオリ人は総人口の約16・５％、パシフィカは総人口の約６・９％で、合わせると、総人口の23％以上になります。

ですからニュージーランドの失業率が４％以下になりにくい一つの理由は、彼らの失業率が高いからなのです。

問題は、この2つのグループには、ロー・スキル、つまり低い技能を持つ人が多いことです。

それで政府は、彼らのスキルを向上させるために、職業の再訓練を奨励していますが、どれくらい効果があったかは、数字がないのでわかりません。

なおマオリ人のプロフェッショナルや高い技能を持った人々の間からは、人種差別によって、望む仕事が得られないとか、昇級しにくいという批判もあります。だから米国の「Black Lives Matter」運動に共鳴し、オークランドやウェリントンなどのデモに参加した人も多かったわけです。

こういう差別は、パケハと呼称される白人の１８４０年以来の植民地政策の結果生じたものなのです。だから差別の改善には時間がかかるでしょうが、労働党政権は、マオリ人とパケハの間で１８４０年２月６日に結ばれたマオリの主権を尊重するというワイタンギ条約の主旨にそった政策をとろうと努力しています。

特にアーダーン首相は、マオリ人の権利や文化を守る政策に力を入れています。それで国民党の党首のジュディス・コリーン氏に厳しく批判されていますが、コリーン氏は人種差別的だと批判され、最近の調査では、氏の支持率は５・６％に急落しています。

私は１９７４年にニュージーランドへ来ましたが、今が一番パケハの人々がマオリ人の文化を尊重し、マオリ人の権利を守ることに理解を持っている時期ではないかと思います。

マオリの人々にも朗報が！

マオリの人々に関しては、朗報もあります。

２０２０年10月17日の総選挙で、労働党は単独で過半数を獲得したので、それ以前に連立を組んでいた保守的なニュージーランド・ファースト党の政策に足止めされることがなくなりました。そこで第二次アーダーン内閣は、マオリ人の問題も含め、福祉に重点をおいた政策をとりやすくなったのです。

ただしアーダーン首相も労働党政権も、２０２０年度にはコロナ禍のために、第３章で言及したように、ビジネスや働いている国民を守るための経済政策をとらざるを得ませんでした。

しかし第二次アーダーン内閣のロバートソン財務大臣が、２０２１年5月20日に発表した２０２１年度7月からの予算では、「貧困への対策」が重視され、失業者や一人親などへの支給金を総額33億ドル増額すると発表しました。

これは失業者や一人親の多いマオリ人やパシフィカには朗報でした。もちろんまだ十分な額ではないという批判もありますが。

またこの予算では、３億８０００万ドルを、持ち家が少なく劣悪な貸家に多人数で住んだりして、健康を害したりすることの多いマオリ人の住環境を向上させるために使い、また2億４２８０万ドルをマオリ人の健康を向上させるための医療制度などを改善することにあて、1億５０００万ドルをマオリ人の教育に使うと発表しました。

こういう政策は、マオリ人の失業率を直接下げるということには繋がりませんが、劣悪な借家に住んでいるために、健康を害して定職につけないマオリ人も多く、病気で仕事を休むケースも多いので、重要な政策です。また教育レベルを上げれば、高い技能を身につける機会も増えるわけで、マオリ人の職業の幅も広がることは確実ではないかと思われます。

なお政府がパシフィカよりマオリ人を重視した政策をとるのは、マオリ人が先住民族であり、植民地政策によって、土地や森林の所有権や漁業権を奪われ、教育の面を含め、様々な差別を受けてきたからです。

コロナ禍で教育界にも明暗が

職業専門学校の朗報

教育界での一番の朗報は、２０２１年の2月の新学期には、職業専門学校の学生数が20％増加したことでした。

政府は経済復興のためには、高いスキルを身につけた人々が必要なので、職業再訓練を奨励していて、２０２１年3月の政府の発表では、ロックダウンの終わった２０２０年の6月以降、すでに10万人が政府の職業訓練支援制度を利用して種々な教育機関で学んだそうです。

興味深いのは、２０２１年の新学期に職業専門学校の学生数が増えたのは、他の職業についていた人たちがコロナ禍で仕事を失い、別な職業につくために、再訓練を受けに入学したことです。また低技能者も、高い技能を身につけるために、職業専門学校に入学しているそうです。

日本では、職業専門学校といっても、イメージが湧かないかもしれませんが、職業専門学校では、色々なコースを教えています。ＩＴやコンピュータ関係のコースもあるし、建築技師、電気関係の技師になるためのコース、オーディオ・ビジュアル関係のコース、映画やアニメーション、コンピュータゲームの制作を学ぶコース、ファッション関係のコース、日本語などの外国語コース、美容師の資格をとるためのコース、コックになるためのコース、観光業やホテル経営などを学ぶコースなど、リストにしきれないほどの様々なコースがあります。

ですから、大学へ行かなくても、様々な資格をとることができるのです。

日本では、ニュージーランド人の大学進学率は日本より低いので、教育レベルは低いと批判する人もいますが、大学に行かなくても、専門職の資格がとれるのです。しかも日本ほど職種に対する偏見もありません。

ですからコロナ禍を経験することで、高い技能を身につけたり、自分に合う職業を得るために、職業専門学校へ入学する人が20％も増えたことは、ニュージーランドの経済だけではなく、社会にとっても良いことだと言えます。

大学における朗報

ニュージーランド国内には８つの大学があり、国境閉鎖で留学生が来なくなって、経営が難しくなったところもありますが、朗報は、政府が大学院の学生に限り、留学生の受け入れを許可したことです。

その数は１５００人と少数ですが、政府が大学院の学生を受け入れるのは、修士や博士課程の途中で国境が閉鎖されたために、学業を中止せざるを得なくなった留学生たちは、将来の就職にも不利な立場におかれているからだという説明がありました。

２つ目の朗報は、２０２１年の２月の新学期には、８つの大学の学生の数が全体で９％増加したことです。

特に教師を目指す学生の数が増え、２０２０年の新学期に教育学部に入学したのは全国の大学を合わせて２７５５人でしたが、今年は３５８３人となっています。

興味深いのは、教育学部に入学した学生たちの中には、他の仕事をしていたけれど、教師になりたいという、いわゆる成人の学生も多いことです。

例えば、ニュージーランド航空で搭乗員をしていて、コロナ禍で解雇された30歳の女性は、持っている政治学と歴史学の学位を利用できる分野の教師になりたいと言っていました。またスコット基地（南極観測基地）で技師をしていたけど、物理の知識を生かして高校で教えたいという男性もいました。クルーズ船で歌手をしていた女性は、国立俳優養成所でドラマやダンス、歌などの訓練を受けたので、将来は高校でドラマや音楽を教えたいと言っていました。

実は日本ではニュージーランドの大学の制度について誤解があります。高校から直接大学に行く学生が少ないので、ニュージーランドでは進学率が低いと思っている人もいますが、ニュージーランドでは25歳を過ぎると、無試験で大学に入ることができるのです。だからしばらく働いてから、大学に入る人も多いのです。

入学試験はないので、高校の成績が悪くても大学に入れます。ただし科学系は高校の成績が悪いと、1年生で落第する可能性が大きいと言われていますが、他の学科でも、成績が悪いと落第させます。私が教えていたカンタベリー大学では文科系でも、1年生の落第の率は約25％だと言われていました。

それで、日本の大学の制度を知っている私の学生たちは、「日本の大学は入るのは難しいけど、卒業するのは簡単、ニュージーランドの大学は入るのは簡単、でも卒業するのは難しい」と、冗談を言っていました。

大学に関してはコロナ禍の問題も

国内の入学生が9%増えたことは朗報ですが、しかしコロナ禍で留学生が来ないので、どの大学も経営が困難になってきています。

ニュージーランドは早期に新型コロナウイルスの国内感染をゼロにしたので、世界中で有名になったため、中国や東南アジア諸国から、ニュージーランドに留学したいという若い人が、コロナ禍以前の2倍にも増えているそうです。しかし政府は国境閉鎖を続行中で、大学院生以外の留学生の受け入れはおこなっていません。

そこで留学生の多かったオークランド大学やウェリントンのヴィクトリア大学では、留学生のために、学生の寮などを使用して大学独自の2週間の隔離施設も用意するので、留学生の受け入れを許可してほしいと言っていますが、まだ許可されていません。

そのため大学は経営が苦しくなり、早期退職を奨励したりして、教師を減らしはじめています。だから大学も大学の教師も、コロナ禍の犠牲者だと言えるでしょう。

英語学校もコロナ禍の犠牲者

ニュージーランドにも、他の英語圏と同様、英語を学ぶために、日本人も含め大勢の外国人が来ていて、英語学校は大人気でした。クライストチャーチにもいくつか英語学校があり、日本人が多い英語学校では、私の昔の学生たちも教えていました。

しかし国境閉鎖で、学生がいなくなってしまい、英語学校は閉鎖に追い込まれてしまいました。中には、国境閉鎖はすぐ終わるだろうと、一時休校にしていたところもありましたが、国境閉鎖が2年目に入ったので、閉鎖を余儀なくされてしまいました。

それで教師をしていた人たちは、転職したり、退職したりせざるを得なくなったわけです。だから英語学校と英語教師は、コロナ禍の最大の被害者だと言えるのではないかと思います。

なお大学への留学生や語学学校の生徒がどのくらい激減したかは、移民局が学生に出したビザが、コロナ禍以前は10万人を超えていたのに、２０２０年から現在までの1年半では、６８２人であることを見れば、よくわかります。

ただし短期間英語を学びに来た人は、訪問ビザで来ている人も多かったので、英語学校の打撃は、移民局の統計以上に大きいことが推測できます。

職業専門学校は、国内の学生のための教育機関なので、コロナ禍で留学生が来なくなっても、経営難になるということは、もちろんありません。

住宅価格の高騰と問題点

ロックダウン後の急激な経済成長は、住宅価格の高騰という弊害ももたらしました。

住宅価格の高騰は、オーストラリアや、カナダ、スウェーデン、米国などでも問題になってきていますが、ニュージーランドでは、地域によって30％も値上がりしたところもあります。

値上がりの理由としては、次の3点を挙げることができます。

1、コロナ禍での経済成長を奨励するために、中央銀行が金利を下げたこと。それによって、企業やビジネスの側は資金を借りやすくなったが、同時に家を購入するためのローンの利子も3％以下に下がった。その半面、定期預金などの利子は、12カ月で3％ぐらいだったのが、1％以下になった。そこで老後の資金に定期預金をしていた年長者が、金利の安い定期預金を解約し、借家にするための家を、いっせいに購入しはじめたため、家の値段が急騰した。

2、国境閉鎖で海外に行けないので、旅行用に貯めていた資金を、借家の購入に使う人も増えたこと。資金が足りなければ、その分は利子の安い銀行から借りることができるようになった。もちろん海外旅行用の資金で美術品を買う人も増えたが、家を買う方が確かな投資先となった。

3、コロナ禍で海外から帰国する人が増え、その人たちが家を購入しはじめたことも、絶対的な家の数の不足をもたらした。

つまり家を買いたい者が増えたにもかかわらず、購入できる家の数は限られているので、価格が急騰したわけです。

その結果、2021年7月現在の全国の住宅価格の平均は、82万6200ドルとなりました。

値上がりが一番激しいのは、人口の3分の1が住むオークランドで、2020年末に平均価格が10

０万ドル以上になり、現在も上昇中です。

そして２０２１年5月末には、首都のウェリントンでも、家の平均価格が１００万ドルを超えたと報道されました。ウェリントンは政府関係の機関が多いので、ビジネス関係者より、公務員の方が多く、そのせいでオークランドほど家の価格は高くはなかったのです。しかしついにオークランド並みになったわけです。

それでコロナ禍では、世界でもっとも住むのに適した都市として世界第1位になったオークランドと4位になったウェリントンは、現実には住宅価格の高騰で、住みにくい都市になったと、皮肉なコメントをする国内の新聞もありました。

私の住むクライストチャーチ市は、オークランドやウェリントンほど家の値段は高くありませんが、フェンダルトンという金持ちが多く住む地域は、家のサイズも大きいので、ほとんどの家が１００万ドル以上になり、ミリオン・ドル地区と呼称されるようになりました。また海岸沿いにあるサムナーという地域も、ミリオン・ドル地区となりました。

私の住む地域は家の値段が高いところではありませんが、隣家は庭が大きいので、持ち主は85万ドルから89万ドルの間で売れるだろうと見積もっていましたが、売りに出して1週間で買い手があり、１００万ドル以上で売れたので、嬉しい驚きだと言っていました。

つけ加えますと、オーストラリアもコロナ禍対策でローンの利子を安くしたので、ロックダウン後は家の値段が高騰して、平均価格も１００万ドルを超えています。

また6月11日の『ワシントン・ポスト』紙でも、米国でもローンの利子が安くなり、景気も回復したので、ほとんどの地域で家の値段が高騰していると報道していました。カナダ、スウェーデンでもコロナ禍で不況にならないようにするために、やはりローンの利子を下げたので、借家を購入する人が増え、住宅の価格が高騰していると報道されています。

だから住宅の価格の急騰は、ニュージーランドだけの問題ではないことがわかります。

住宅価格の急上昇と年齢による所得格差の出現

住宅の価格が急上昇したことで、ニュージーランドで目下問題になっているのは、若い世代が家を買えなくなったことです。

家の価格の値上がりで喜んでいるのは、手数料をとる不動産屋で、最近は、他の職業から収入の多い不動産屋に転職する女性も増えてきましたが、知人の男性の不動産屋は収入が増えたので、3月には10万ドルかけて結婚式をしました。

もちろん家を売る側も大金を手にするわけです。

しかし問題は、家の価格が、2018年には一世帯の平均収入の8・9倍だったのが、現在では一世帯の平均収入の12・4倍以上になったことです。オークランドでは15・7倍になったので、若い世代は家が買えなくなってきました。

購入可能な住宅価格は、世帯収入の6割までが目安です。だから家の価格の高騰によって、1990年代には74％だった全国の持ち家は、64％に低下しています。特に若い世代での持ち家率の低下が目立ってきました。

例えば、私の友人の30代後半の夫婦は、３年前に帰国し、必死で手付金の20％を貯め、不動産業者が55万ドルぐらいだろうという郊外にある家を買うことにし、銀行とローンの契約も結びました。ところがオークションで、その家は20万ドルも高い74万ドルで売れてしまったのです。それで今も家が買えないでいます。

二人は、オークションの会場に来ていたのは、ほとんどが白髪の人たちで、借家を探していたり、息子や娘のために家を購入しようとしていた団塊の世代の人たちだったと話していました。

私の左隣の家も、弁護士をしている母親が、シングルマザーの娘とその子供たちのために買ったものです。私の友人の一人も、娘夫婦が家を購入した時、価格の20％を支援しました。

このように資金のある親がいる若い人たちは、親に支援してもらって家を持てるわけです。そのため資金を貸してくれる親のいない若い人々は、家が買えない状態です。

その結果、家を買えない若い世代と、すでに持ち家があり、その上に借家まで購入している年長者との間に、大きな経済的格差を生み出してしまいました。

そこで政府は家の値段を抑えるために、自宅以外の家を購入する場合は、手付金の額を20％から40％に引き上げ、銀行のローンも家の価格の60％までしか借りることができないと制限し、借家は購入時から10年間は売れないとしました。そしてローンの利子も、税金申告の時、経費として収入から差し引くことができないようにしました。

実はニュージーランドでも、米国のように、大きなローンを借りると、利子を収益から引くことができたので、税金をあまり払わない家主もいたわけです。それができなくなったので、貸家を何軒も持っているあるビジネスマンは、国民党が政権を取り戻し、利子を収入から引けるようにするのを待つしかないと言っていました。

ただし労働党政府のそういう政策は開始したばかりなので、家の値段が下がるまでには至っていません。

一番簡単なのは、ローンの利子を上げることですが、そうすれば、やっと家を買った若い人たちがローンの支払いに困ることになるので、なかなか難しい問題です。ただし7月に入ってからは、インフレ率が3・3％になったので、2022年にはローンの利子も上がる、2021年中にも上がる可能性もある、と予測する経済学者が増えています。

なおオーストラリアでも、利子が低くなったので、借家を購入する人が増えましたが、コロナ禍以前から家の値段は高かったのが、さらに高騰しています。シドニーでは平均価格が130万ドルとあります。そのため、オーストラリアでは、一所帯当たりの借金は、スイスについで世界で2番目に大きいそうです。そこでオーストラリアでも、借家を購入する者に対しては、ニュージーランドのような規制を設けるべきだという意見が出てきているそうです。

家賃の高騰と低所得者用賃貸住宅の不足

家の価格の高騰は、家賃の値上がりという弊害ももたらしました。

特にロックダウンに伴う家賃凍結が２０２０年10月に終了した後は、家賃を上げやすい状況になっています。

そのために、持ち家のない若い人々や、年金生活者、低賃金者などが、高い家賃を払わなければならなくなってきたので、大きな社会問題になってきました。

政府は持ち家のない一人親家族や、年金生活者、低賃金者には、家賃の援助などもしていますが、その枠内に入らない若い人たちが、家賃の値上がりに一番困っています。

そこで若い人たちの間では、何人かで家賃をシェアして家を借りるケースが増えてきました。

しかし子供のいる若い家族などは、それも難しいわけです。

ですから今必要なのは、低所得者用の賃貸住宅なのです。

しかし10年間の国民党の統治時代には、国の負債を減らすため、国が所有していた低所得者用賃貸住宅の多くは、売却され、新しい低所得者用住宅の建設もありませんでした。

それでも家賃が低い間は、低所得者用の住宅の不足は社会問題にはなりませんでしたが、ロックダウン終了後の急激な経済成長は、住宅価格の高騰をもたらし、その結果家賃も高騰し、安い賃貸住宅の不足という問題が、一挙に表面化したわけです。

日本では家賃の払えない若い人は、ネット・カフェなどで寝泊まりしていますね。しかしニュージーランドではネット・カフェはありません。

そこで労働党政権は、緊急の対策としてモーテルに家族を宿泊させていますが、その費用は高額にのぼり、また子供のいる家族は、モーテルの環境は子供に良くないと訴えています。

なお政府は、先に指摘したように、2021年度7月の予算では、マオリ人のために、1000軒の家を建て、現在マオリの人々が住んでいる劣悪な家の改築もおこなうと発表し、そのための予算も組んでいます。

こういう政府の政策に対しては、1000軒の家を建てたぐらいでは、マオリの人々の住宅問題は解決しないという批判も出ていますが、政府の資金は限られているので、国有の低所得者用の賃貸住宅を短期間に大量に建設するのは不可能なことが明らかです。

実はプロテスタント系の慈善団体である救世軍は、独自の住宅を持っていて、困窮している人々に、短期間の宿舎を提供していますが、最近は北島で家族用の住宅も建設しています。そこでアーダーン首相や福祉大臣は、完成式に出席したりして、救世軍の努力に感謝しています。でも慈善団体が建設できる住宅の数は限られているわけです。

興味深いのは、国民党は国有の低所得者用住宅を売却し、住宅問題はすべて市場まかせで、何もしなかったのに、低所得者向けの住宅が不足し、モーテルを使わざるを得ないことがわかると、真っ先に政府を批判しはじめました。また先に指摘したように、賃貸業をビジネスとしている人々は、労働党政府がローンの利子は収入から引けないとしたことに不満で、国民党政権の復活を待つと公言しているわけです。

ですから労働党政権は、住宅価格の高騰や賃貸住宅の不足という問題を早急に解決しなければ、いくらアーダーン首相の人気が高くても、2023年の総選挙では、国民党に政権を奪い返される危険があるわけです。

しかし経済学者にも、住宅問題をどう解決すべきかは、わからないようです。

なおオーストラリアや米国でも、家の価格の高騰で、家賃の値上がりが起きています。特に米国の場合は家賃が払えなくて、家やアパートを追い出される人が増えていると報道されていて、インターネットのサイトにも、家やアパートに住めないので、車で暮らしている人々の姿がよくのっています。

ニュージーランドの場合は、家賃が払えない人々に対しては、政府が家賃の援助をし、低所得者用住宅が不足している場合はモーテルに泊めたりして面倒を見ます。だから米国などよりは、安全弁のある社会だと言えるかもしれません。

コラム2 「ヒロシマ・ナガサキ・デー」

ニュージーランド（以下NZ）では、毎年8月6日に、広島・長崎に原子爆弾が落とされたことを忘れず、被災者を慰霊するための「ヒロシマ・ナガサキ・デー」の集会があります（6日が週末でない時は、記念集会の日が変わります）。

記念集会を主催しているのは、各地の平和団体です。

初めは「ヒロシマ・デー」という名で、1947年に始まりました。組織したのは、クライストチャーチ在住のリンカン・エフォード氏でした。

エフォード氏は、NZで最初に広島の被爆者たちの惨状を報道した人でした。アメリカのトルーマン大統領が原爆についての報道を禁止したので、広島、長崎の惨状は、すぐには海外に伝わりませんでしたが、日系二世のジャーナリスト、レスリー・ナカジマが「消えた広島」という記事を『ニューヨーク・タイムズ』（1945年8月31日）に掲載しました。その8日後、オーストラリア人のジャーナリスト、ウィルフレッド・バチェットが広島を見た体験をもとに「広島――世界への警告」という記事をロンドンの『デイリー・エクスプレス』に発表、放射線被曝に苦しんだり、亡くなる人について詳しく報告しました。そこで広島の惨状が英語圏でも知られるようになりました。

エフォード氏はバチェットの記事を読み、原爆は人類への犯罪だと、米国を厳しく批判しました。そして他の平和主義者たちと一緒に、１９４７年8月6日に集会を開き、広島と長崎の原爆の犠牲者を悼み、同時に核兵器をなくすことを誓いました。全国の平和団体も、エフォード氏の影響を受けて、「ヒロシマ・デー」の集会を開くようになりました。

日本で「広島平和記念式典」が始まるのも、１９４７年です。だからNZの人々がいかに早くから被爆者たちを悼み、再び原爆が投下されないことを願っていたかがわかると思います。

ところが１９５０年代に入ると、朝鮮戦争が始まり、冷戦が激化します。その結果、平和運動に参加する人々は、世界中で共産主義者というレッテルを貼られ、弾圧されました。

NZでも平和主義者は弾圧され、警察は集会も妨害しました。「ヒロシマ・デー」も開催できなくなり、「ノー・モア・ヒロシマ」と書いたプラカードを持って集まった若者たちが逮捕されたりしました。

日本でもレッド・パージがあり、１９５０年には、GHQの要請で、「広島平和記念式典」も中止されました。

しかし１９６１年、NZの平和主義者たちは抑圧をはねのけ、再び「ヒロシマ・デー」のデモと集会を開きました。この時クライストチャーチのデモの先頭に立ったのも、エフォード氏でした。

デモのきっかけは、米国が南太平洋で核実験を始めたことでした。

以後、NZでは毎年「ヒロシマ・ナガサキ・デー」の集会が開かれています。

残念ながら、エフォード氏は１９６２年4月、55歳で病死しました。

私が「ヒロシマ・ナガサキ・デー」の集会に参加したのは、NZに来た最初の年の1974年でした。8月6日は真冬ですからとても寒かったのですが、夕方6時から50名ほどが、子供を連れたりして、大聖堂前の広場に集まりました。最初に市長や平和運動のリーダーなどのスピーチがあり、その後マオリの人たちがマオリの鎮魂歌などを歌い、その後みんなで大通りを、「ノー・モア・ヒロシマ」、「ノー・モア・ナガサキ」、「核兵器反対」などと叫びながら行進しました。印象的だったのは、買い物客など、一般の市民が好意的なことでした。そしてエーボン川に着くと、30個の灯籠に火をともして川に流しました。闇の中をゆらゆら揺れながら流れていく灯籠は、幻想的でした。その頃には、一般の市民も大勢集まって、灯籠流しを楽しんでいました（下流には数人いて、灯籠を集めていました）。

その後は毎年「ヒロシマ・ナガサキ・デー」に参加しましたが、NZの人々の間で広島、長崎の記憶が生き続けたのは、一つには、英国、米国、フランスが南太平洋で核実験をおこない、核兵器の脅威が身近な問題になったからでした。

米国は1952年、ビキニ環礁で水爆実験を開始し、1954年には日本の第五福竜丸の船員たちが死の灰を浴び、無線長の久保山愛吉が死亡しました。それで日本でも核兵器反対運動が始まります。

NZでも第五福竜丸の船員の被曝と環礁の破壊を見て、「核兵器廃絶」運動が始まりました。

1964年には、フランスがムルロア環礁で核実験を始めました。NZ国民は怒り、労働党政権は南太平洋諸国を守るために、オーストラリアと共闘し、フランスを空中から地下実験に切り替えさせることに成功しました。またベトナム戦争中は、米国の核兵器を積んだ艦船がNZに寄港することに反対し続けました。

「ヒロシマ・ナガサキ・デー」の集会が続いた背景には、そういう市民たちの核兵器反対運動があったのです。

NZ国民は、１９７８年には「原子力発電所」を持つことも拒絶しました。

米国は「原子力の平和利用」という名目で、「原子力発電所」を建設するように国民党政権に圧力をかけました。しかし平和運動の各団体は団結して署名運動を開始、14歳以上の国民の７人に１人が反対の署名をしました。また科学者も地震国で原発を建設することは危険だと反対しました。それで国民党政権も、原発を持つことを諦めました。

１９８４年には、平和運動家たちはデービット・ロンギ首相の率いる労働党政権に働きかけ、「非核法」を成立させることに成功しました。この法案は神戸市の「非核三原則」から影響を受けていますが、「核兵器の製造、所得、保有、管理を禁止し、核兵器を登載した艦船や航空機は入国を禁止する」というものです。私も核兵器反対運動のデモに行くと同時に、日本からの被爆者や神戸市の人々のために通訳もしました。

「ヒロシマ・ナガサキ・デー」は、もちろん現在も続いています。

クライストチャーチでは、残念なことに２０１１年の大地震で大聖堂が崩壊し、広場も使えなくなりました。それで、植物園の中に設置された「平和の鐘」の周りで、「ヒロシマ・ナガサキ・デー」の集会を開いています。今年は雨で寒い日でしたが、40名ほど集まりました。次頁に集会の写真を掲載します。

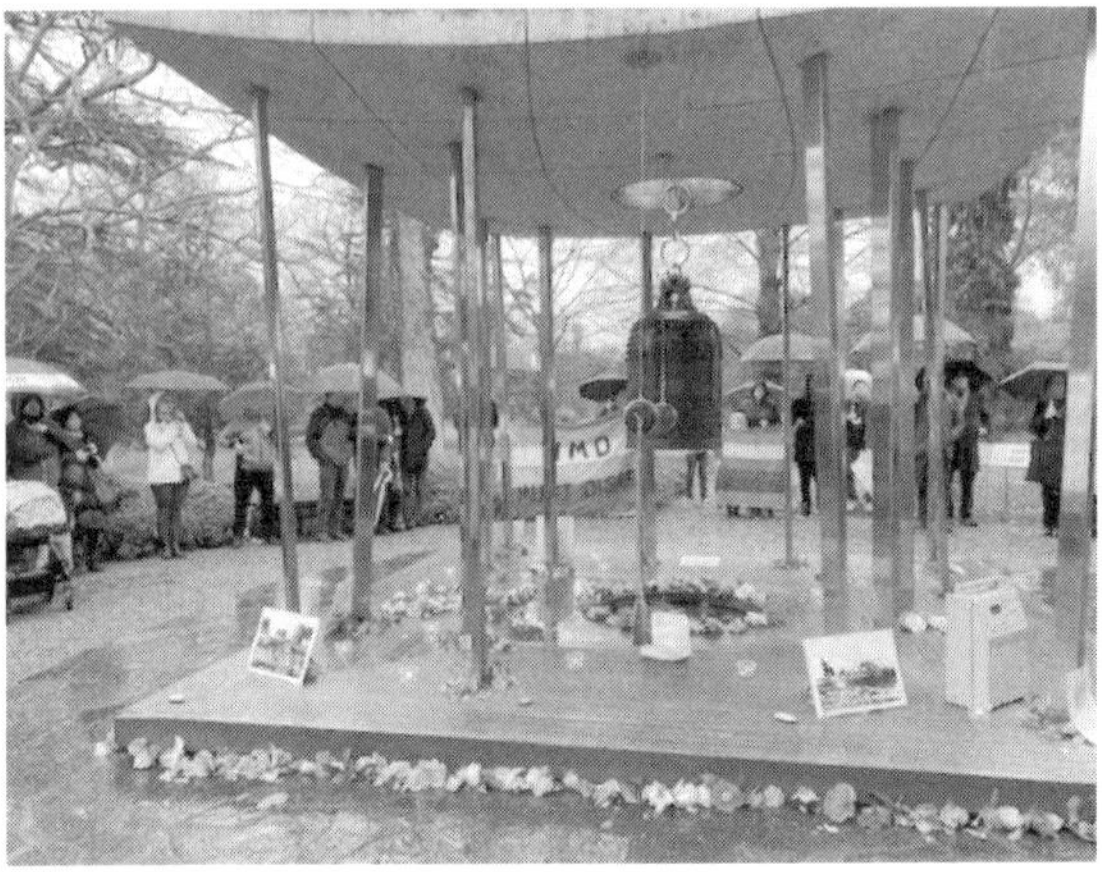

「平和の鐘」を囲んで集会を開く市民。2021年８月８日。著者撮影

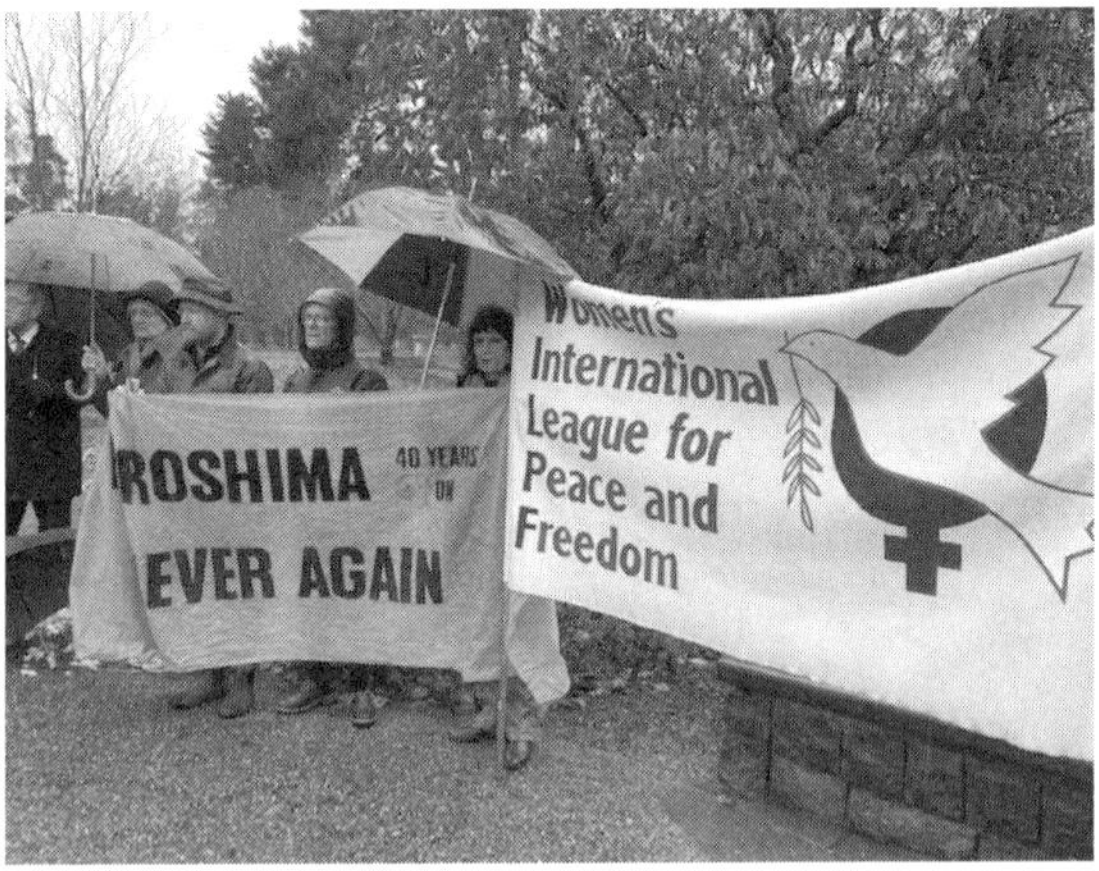

「HIROSHIMA NEVER AGAIN」の横断幕を掲げる参加者。同上

第9章　コロナ禍の中での総選挙と女性議員の増加

選挙戦の経過

日本でも近いうちに総選挙があるようなので、コロナ禍の中でおこなわれた昨年10月17日の総選挙について、少し詳しく紹介します。

ニュージーランドは人口が少ないので一院制で、議員の総数は120名。そして3年ごとに総選挙がおこなわれますので、2020年の9月17日が、総選挙の日でした。

しかしオークランドはロックダウン中でしたので、アーダーン首相は、総選挙は1カ月延期して、10月17日におこなうと発表しました。

当時の主な政党を挙げますと、アーダーン首相を党首とする労働党と、同じく女性の党首ジュディス・コリーン氏の率いる国民党の二大政党と、男性の党首の率いる4つの小政党ニュージーランド・ファースト党、グリーン党、ACT党、マオリ党でした。

新型コロナウイルスの感染が広がる前の2月には、ニュージーランド・ファースト党と連立政権を握る労働党よりは、保守の国民党の方が支持率が高かったのです。それは一つにはニュージーランド・ファースト党の人気が芳しくなかったからです。

それで総選挙では国民党が勝利し、政権交代があるだろうとみんな予想していました。

しかし新型コロナウイルスの国内感染が始まると同時に、政治的構図は大きく変わりました。

それは第1章から第4章までで紹介したように、アーダーン首相の新型コロナウイルスに対する対応が、卓越していたからでした、
一方、国民党は経済を優先し、ロックダウンは厳しすぎる、レストランや喫茶店などのサービス業の営業を認めろという主張を繰り返していました。そのため新型コロナウイルスの脅威を知った国民の支持を、急速に失っていきました。

レベル4のロックダウンが終わり、レベル3になった直後のロックダウンの支持率が91・6％と高かったことを見れば、国民党と国民の間のギャップが大きいことがわかると思います。

もっとも6月8日に全国を対象としたロックダウンが終わると、労働党の支持率はかなり低下し、7月26日の調査では、労働党の支持率は60・9％に下がり、国民党の支持は25・1％でした。そして首相には誰を支持するかという質問には、アーダーン首相の支持率が62％、国民党の党首ジュディス・コリーン氏は14・6％でした。

労働党とアーダーン首相の支持率が7月に下がったのは、新型コロナウイルスの感染者がゼロになっ

たので、ビジネスを優先し、オーストラリアとの国境を開けという国民党の意見を支持する人が増えたからでした。

オーストラリアも国内の感染者がゼロに近くなり、7月1日にロックダウンを終わっていましたので、オーストラリアとの国境を開き、観光客が来ることを望む人が増えてきたわけです。

ところがオーストラリアのヴィクトリア州、特にメルボルンでは感染者も死者も増え、またオークランドでも8月に新しい感染者が出て、ロックダウンとなりました。それで国境を開くのは、時期が早いという意見が多くなってきました。

これは労働党やアーダーン首相にとっては、有利なことでした。

一方国民党には、不利な条件がもう一つ出てきました。

それは党内でゴタゴタが続き、ロックダウン中党首だった男性が党内での支持を失い、次の党首に選ばれた男性も党首は荷が重いとすぐ辞職したので、女性のジュディス・コリーン氏が選ばれました。ところがその直後に、今度は国民党の幹部が、極秘の新型コロナウイルスの感染者名簿を、アーダーン首相と労働党を害するためにジャーナリストに漏らしたところ、それが裏目に出て、逆に国民の非難を浴びたのです。

しかも早くオーストラリアとの国境を開けろという国民党の主張も、ヴィクトリア州の感染者が増し、死者も８００人以上に増えたことで、急速に支持を失いました。

実は国民党は、アーダーン首相への対抗馬として同じく女性のジュディス・コリーン氏を党首に選び、女性同士の一騎打ちを狙ったわけですが、コリーン氏は攻撃的な性格の持ち主だという評判があって、国民にはあまり人気がありませんでした。私は13年間日本にいたので、コリーン氏のことはよく知りませんでしたが、来てもらっていた庭師は、彼女はきつい性格で、弱者に同情心がなく、夫は彼女の地位を利用して中国とビジネスをして儲けたと批判していました。

そして選挙戦が始まると、コリーン氏の夫はツイッターなどで、アーダーン首相に対し、トランプ大統領のような個人攻撃を始めたので、非難を浴びました。するとコリーン氏は、夫はやりたいことをやる人で、私はコントロールすることができないと釈明したので、唖然とした女性たちが多かったようです。そしてコリーン氏自身も、トランプ大統領を真似て、赤ではなく、国民党の色であるブルーの野球帽をかぶって遊説しましたが、趣味が悪いと不評でした。コリーン氏に不利だったのは、ニュージーランドではトランプ大統領の言動はあまり人気がなかったことです。

一方アーダーン首相は、どこへ行っても、老人から子供たちにまで、大人気でした。

しかし3回あったテレビ討論では、アーダーン首相はオークランドのロックダウンが終わった直後で疲れが見え、返答にも鋭さがなく、逆にコリーン氏は攻撃的なところが冴えて、ジャーナリストの間では、コリーン氏の方が首相候補としては有利だという評価でした。

労働党の大勝利と国民党の惨敗

10月17日におこなわれた総選挙では、アーダーン首相の率いる労働党が、１９９６年に小選挙区制になって初めて、単独で過半数の66議席を獲得しました。定員は１２０名ですから、議員総数の55％を獲得したわけです。

国民党は32議席しか獲得できず、大敗を喫しました。

緑の党は10議席を獲得。国民党以上にビジネスを重視する保守のＡＣＴ党も10議席獲得しました。マオリ党は2議席獲得しました。

ニュージーランド・ファースト党は、初めて1議席も獲得できませんでした。１９９６年に小選挙区制になってから、どの党も過半数がとれなかったので、「キング・メーカー」と言われ、２０１７年の総選挙では労働党を選んで連立内閣を成立させていた党首のウインストン・ピーターズ氏が、年金を不正に受給していたことや、党への献金に不正があったことが裁判になっていて、それが不利に働いたわけです。

労働党は２０１７年以来ピーターズ氏と連立を組んだので、彼の党の保守的政策も取り入れざるを得ず、苦境に立たされることもたびたびでしたが、この選挙では過半数を獲得。単独で政権を握ることができるようになったわけです。

しかしアーダーン首相は、緑の党に閣僚の地位を2つ提供し、緑の党の支持を得るようにし、議会における労働党の主導権を確かなものにしたので、政治的感覚の鋭さに、みんな改めて驚きました。

労働党が大勝利したのは、もちろん新型コロナウイルスに対する対応が卓越していて、コロナ禍の影響を受けたビジネス界や国民への経済的支援も充実したものだったからでした。

もっとも私自身は、労働党が単独で過半数をとれるとは思っていませんでした。小選挙区制になってからは単独で過半数をとった政党は、ゼロだったからです。

一番驚いたのは、私が住んでいる大学のあるアイラムという地域で、労働党の新人の女性候補が当選したことでした。というのはアイラムは、保守系の金持ちの住むフェンダルトンという地域と合わせて一つの選挙区となっていて、国民党の副党首の男性が3期連続で当選していたからです。実は私が１９７４年にクライストチャーチへ来てから、この地域で労働党候補が当選したことは一度もなかったのです。

しかし労働党のために長い間フェンダルトン地域で選挙活動をしていた知人の女性は、いつもはフェンダルトン地域では邪魔者扱いされたけれど、この選挙では多くの人に「労働党を支持する、頑張って」、と声をかけられた、だから労働党が勝つと予測していたと言っていました。

女性議員の増加および人種的・性的多様性

この総選挙の特徴の一つは、議員が、人種的にも、また性的な傾向でも多様になったことでした。というのは、当選した議員の中には、マオリ人はもちろん、アジアからの移民、中近東やアフリカからの難民出身者もいたからです。

またＬＧＢＴの議員も、１２０人の議員中、12名に増え、10人に１人となりました。これは同性同士の結婚も合法で、同性婚のカップルが子供を養子にすることもできる社会を反映していると言えます。

ただしこの総選挙の最大の特徴は、議員総数１２０名のうち、女性議員の総数が57名に増えたことでした。男性議員は63名です。

政党別に女性議員の数を見ますと、一番多いのが労働党で35名、男性議員は31名ですので、女性議員の方が多いわけです。国民党の女性議員は10名、男性議員は22名。緑の党は女性が7名で、男性は3名、ＡＣＴ党は女性が４名で、男性は６名、マオリ党は女性１名、男性１名です。

実は労働党はいつも女性の議員の多いところですが、男性より女性の議員の方が多いのは、今回が初めてです。

また選挙結果の速報を待つために各候補のところへ集まった支持者も、労働党では圧倒的に女性が多く、国民党では男性が多いのと対照的でした。これについて、社会学者の友人は「ジャシンダ効果」と評し、アーダーン首相の人気の影響が大きかったと言っていました。

ただし労働党内閣の大臣数は、アーダーン首相を含むと女性は８名、男性は12名ですので、女性大臣の割合は40％です。次官クラスには女性が多くいますが。

男女の格差のなさが世界第４位に上昇

前回の総選挙でも女性議員の割合は40％で、少なくはありませんでした。**しかし今回は47・5％に増え、ＯＥＣＤ諸国中で第1位になりました。**ちなみにそれまで1位だったスウェーデンは46・９％、またノルウェーは40・１％です（これはいずれも２０１９年現在）。

そのような女性議員の増加もあって、「世界経済フォーラム」は、男女格差のなさで、ニュージーランドは１４４カ国中、第４位だと発表しました。ニュージーランドは２０１６年には9位でしたが、５

位以内に入ったのはこれで2度目です。

日本は女性の議員が少ないことも、男女格差では120位となっている理由の一つだと言われています。

実を言えば、ニュージーランドは女性の議員が多いだけでなく、現在は首相も野党国民党の党首も女性で、議会の議長だけが男性です。また最高裁判所の長官も2代続けて女性で、英連邦の首長のエリザベス女王の名代で儀礼的には首相の上に位置する総督も女性です。そして9月から新しく総督になるのも、英国人とマオリ人の混血の女性です。

このように女性が国の重要な地位のほとんどを占めるのは、1990年代後半から2008年に続いて2度目です。もちろんその間も女性の大臣は半数近くいましたが。

それで日本では、「ニュージーランドでは、女性が活躍できて良いな」という諦め半分の意見がありますが、そういう社会になったのは、ニュージーランドの女性たちが努力したからです。

そこで女性運動の歴史について、次に簡略に記しておきます。

女性の政治参加の歴史

ニュージーランドは1893年、世界で最初に女性が参政権を獲得した国です。

参政権運動は世界的な運動でしたが、ニュージーランドでは、1842年に英国の植民地となり、英国から移民してきた女性たちが参政権運動を始めました。

そして１８９２年には、女性の参政権を求めて、２万人の署名を集めました。当時は公共の交通機関はなく、女性たちは徒歩や自転車で署名を集め、田舎では隣家も遠いので、馬車や馬に乗って署名を集めました。

しかし男性ばかりの国会はそれを拒否したので、怒った女性たちは、翌年は３万人の署名を集めました。そして男性議員を説得してまわり、とうとう選挙権を得たのです。しかもマオリ人の女性も参政権を得るようにしました。植民地だった国では、先住民の女性が選挙権を得るのは遅かったので、これも画期的な出来事でした。

参政権獲得に成功した女性たちは、その後は女性の地位を向上させるために様々な運動をおこないましたが、同時に世界中の女性たちと協力して戦争反対運動を展開しました。そして第一次世界大戦の始まる前には世界26カ国の女性が結成した「世界参政権同盟」の一員として、戦争を回避し、話し合いや調停で問題を解決するよう関係各国に声明文を送りました。しかし戦争を阻止することはできませんでしたが。

第二次大戦後は、広島、長崎の原爆投下に反対して起きた核兵器反対運動にも、多くの女性が参加しました。私も１９７４年にニュージーランドへ来た時、戦前から平和運動をしていた女性に誘われて、その運動に加わりました。

もっとも第二次大戦後しばらくは、ニュージーランドの女性たちも、政治に直接参加するという意欲はありませんでした。

しかし１９７０年代に入ると、第二の女性運動が始まりました。大学でも運動が始まったので、私も参加しましたが、女性運動は、同じ弱者だということで、マオリの人々の主権獲得運動や障害者の運動も支援しました。

そして1984年の総選挙では、デービット・ロンギ氏の率いる労働党が非核政策を採用すると公約しました。そこで女性たちは労働党を支持し、同時に労働党から女性省もつくるという誓約をとると、全国で労働党支持の選挙運動を展開。労働党を勝利させました。以来労働党は、女性の支持者の多い党になりました。

ただし1980年代には、男性の組織や制度は受け入れないというセパラティスト（分離主義）の運動が女性運動の中に広がりましたが、大論争の末、男性が主導権を握る組織に入り込んで組織を変えなければ、男性中心の社会制度は変わらないという結論を出しました。

以後女性たちは積極的に政府の省庁で地位を得るように努力し、大学でもジェンダー関係の学部をつくりました。そして女性省では女性に不利な政策に異議申し立てをしました。

しかし女性たちは、政治に直接参加しなければ、国の制度は変わらないという結論に達し、地域や国政に、主に労働党からですが、女性の候補者を送りました。クライストチャーチでは20代の女性の市長も誕生し、男性にも好評でした。

1996年には選挙制度が変わり、小選挙区比例代表並立制になりましたが、この制度では女性が立候補しやすくなり、女性の議員が一気に増えました。

そこで女性省設立にすら反対だった国民党も、女性運動を無視できなくなり、1999年に予定されている総選挙も視野に入れて、1997年にジェニー・シップリー氏を、初代の女性首相に選びました。

当時は労働党の党首もヘレン・クラーク氏でした。だから国民党は女性同士の一騎打ちを狙ったわけです。しかしシップリー氏は選挙で選ばれた首相ではないことや、女性に厳しい政策をとったので、女性たちの間では不評でした。

それで国民党は、1999年の総選挙では、ヘレン・クラーク氏の率いる労働党に大敗しました。

クラーク氏は女性学の学会の会員でもあったので、学会でよく見かけましたが、彼女は2代目の女性の首相となり、1999年から2008年までの9年間、3期にわたり首相を務めました。

なお2005年には、首相だけでなく、国会の議長も、最高裁判所の長官も総督も女性となり、野党の国民党の党首も女性で、国のすべての最高機関の長は女性となりました。

それでラグビーのワールドカップの決勝戦で、オールブラックスがフランスに負けた時、フランスのファンたちは、「オールブラックスも女性の監督だったら勝っただろうにね」と、皮肉を言っていました。

なおクラーク氏が首相を務めている時、労働党は先に言及したキィウィセイバーという貯蓄制度を設定し、すべての加入者に対し加入時に口座に1000ドル入金しました。しかし加入者に1000ドル与えるという制度は、国民党が廃止しました。

クラーク氏は2009年に国政を退き、国連の発展途上国を支援する部門（UNDP）の初めての女性の部長に就任しました。2016年には国連の職員たちの支援を受けて、事務総長に立候補しましたが、成功しませんでした。

そして2017年には、労働党の党首ジャシンダ・アーダーン氏が、37歳という若さで3代目の女性の首相になったわけです。

当時は世界で一番若い首相（大統領も含め）でしたが、17歳の時労働党に入党し、大学卒業後は英国のブレア首相の事務所で働いた経験もありました。２００８年には労働党の比例代表の一員として議員になり、２０１７年にはオークランドから選挙で選出された議員の一人になりました。ですから政治歴はすでに20年、議員歴も９年で、まったくの新人ではありませんでした。

彼女はニュージーランドに多い同居婚で、ＯＥＣＤ諸国で最初に産休と育休をとった首長として有名になりました（世界で最初に産休をとったのは、パキスタンのブトー首相）。そして国連総会で演説するために乳児を連れて参加した初めてのリーダーとして、世界中で注目されました。

その時の演説では若者に希望を与えるような政治をおこなうように世界中のリーダーは努力すべきだと訴え、温暖化を抑制する必要や、男女平等を推進する政策をとる必要性なども訴えました。また、お互いに親切にしあうよう努力することがすべての行動の基本だと主張しました。トランプ大統領と会った時は、トランプ氏はアーダーン首相が設けた銃規制と国が銃を買い上げるという政策に関心を持ったそうです。なお今年になって、アーダーン首相が2年前に提案したテロリストがFacebookなどを使わないように世界的な規制を設けるべきだという提案に対して、いくつかの国の首脳が改めて注目し、フランスのマクロン大統領が呼びかけて、Zoomの会議を開き議論しました。これはアーダーン首相に先見の明があったことを示しています。ただし国連総会での「お互いに親切にしあうことがすべての行動の根底にあるべきだ」という彼女の主張に共鳴した出席者がいたとは思えませんが。

ニュージーランド国内では、ロックダウンの時も、お互いに親切にしようと国民に呼びかけ、国民はそれに応え、米国のようなアジア人への攻撃などもなかったわけです。

とはいえ、アーダーン首相や労働党の政策にも問題はありますが、それはここでは省きます。

なおアーダーン首相のパートナーのクラーク・ゲイフォード氏はテレビ関係の仕事をしています。子供が生まれてからは、彼が家事・育児を担当し、国連にも子供の世話するために一緒に行き、世界的にも好評でした。また総選挙の日には、自宅の前に集まったジャーナリストたちに、自分で釣った魚をフライなどにしてもてなし、見事な主夫振りを発揮し、国民にも人気です。二人は２０１９年に婚約し、今年中に結婚する予定だそうです。

新型コロナウイルス対策は女性の指導者の方が優れているのか

新型コロナウイルスの流行が始まって以来、世界のメディアは女性の指導者のいる国の方が感染が抑えられているので、パンデミックなどの時は女性の指導者の方が優れているのではないかと論じていますが、それに反論する記事や論文もあります。

そこで男女の格差が少ない国として「世界経済フォーラム」が挙げた1位のアイスランド、2位のフィンランド、3位のノルウェー、4位のニュージーランド、5位のスウェーデンの状況を調べてみました。死者総数は各国とも２０２１年8月12日現在のものです。

順位	国名	首相名	総人口	Covid-19 死者数
1位	アイスランド	カトリーン・ヤクブドッティル	36万人	30人

2位　フィンランド　サンナ・マリーン　551万8000人　995人
3位　ノルウェー　エルナ・ソルバーグ　542万1000人　807人
4位　ニュージーランド　ジャシンダ・アーダーン　482万2000人　26人
5位　スウェーデン　ステファン・ローベン　1023万人　1万4658人

これを見ると、1位から4位は女性の首相で、死者数が突出しているスウェーデンの首相は男性です。そして女性首相の所属している党は、ノルウェーだけが保守党で、他は全員革新的な党の所属です。それで革新的な党の方が、女性の首相を支持する率が高いとも言えます。

なお世界での女性の首脳は、2021年には22名です。そのうち新型コロナウイルス対策に優れていると言われるのが、台湾の総統の蔡英文氏です。しかし台湾では目下デルタ株の感染が6月、7月に急増したので、2021年8月12日現在の死者の総数は819人で、ノルウェーに近くなっています。ドイツの首相は、優れた政治家と定評のあるアンジェラ・メルケル氏（ドイツ語ではアンゲラ・メルケル）ですが、人口が多いためか、死者数は9万2348人です。なおドイツでは、州ごとにコロナ禍対策が異なっているので、統一した政策がとりにくく、科学者でもあるメルケル首相は不満に思っていると言われています。ですから死者が多いのは、メルケル首相の責任とは言えないようです。

一方保守系は、男女格差の少ない5つの国のうち、ノルウェーの首相だけですが、彼女は人の集まりを制限している中で、誕生日パーティを開いて非難を浴びているそうです。もちろんこれだけでは彼女の政治手腕は評価できません。

米国では、共和党の女性議員の中には銃を持ち歩いている女性もいて、ワクチン接種にも反対している女性議員も多いので、こういう女性たちがトップになったら怖いという気がします。ニュージーランドでも、野党の国民党の党首コリーン氏は、経済中心で、先住民族のマオリ人にも厳しく、早くから国境を開くことを主張していました。

ですから彼女の所属する国民党が政権を握っている時に新型コロナウイルスが国内に広がっていたら、国内の感染者ゼロということにはならなかったはずです。国民はそれがわかっていたので、総選挙ではコリーン氏や国民党を支持しなかったわけです。

２０２１年５月17日に発表された調査結果では、労働党の支持率は52・７％、国民党は27％、首相候補者としてはコリーン氏の支持率は12・８％も下がり５・６％となりました。アーダーン首相の支持率も４・５％下がり、48・１％になりましたが、コリーン氏より43％近く高く、他の党の党首も支持率は一桁台です。

なお同じ5月17日に発表された別の調査では、すでに言及したように、「昨年のロックダウンの時の政府の対応についてどう思うか」という質問に対し、コミュニケーションが優れていて、「単純、明快でわかりやすく、国民への思いやりにあふれていて、親切で、かつ信頼できた」とほぼ全員が答えたとあるわけです。

こういう調査結果を見ると、アーダーン首相の人気が高いのは、女性だからではなく、彼女の人柄と政治的手腕、そしてコミュニケーション能力が優れているからだということが、はっきりしていると思います。

結論を言えば、ニュージーランドでは、労働党と最大野党の国民党の党首が2人とも女性なので、女性の指導者がパンデミックに有能だとは限らないことが、簡単にわかるわけです。

パンデミックには女性の首長が優れているかどうかという問いに対しては、党がどういう女性党首を選ぶか、また党の方針はどうかということとも密接に関係していると言えるでしょう。

第10章　コロナ禍の女性の「二次的パンデミック」

なぜニュージーランドは女性の「二次的パンデミック」が少ないか

「世界経済フォーラム」は、この本の冒頭でも触れたように、2021年月3月末の報告書で、世界156カ国を対象に新型コロナ禍で人々が受けた被害を調査した結果を発表し、コロナ禍は、女性に対して、より厳しい状況を生み出し、女性の失業率は男性より高く、しかも家事育児の負担の増加や、家庭内暴力の増加など「shadow pandemic」（二次的パンデミック）なども起きており、発展途上国などではコロナ禍で困窮した家族が15歳未満の少女を結婚させるいわゆる「Child Bride」が、これからの10年間で1300万人に増えるだろうと推測しています。また政治的分野での女性の進出も停滞し、世界中で総計約3万5500の国会レベルの議席のうち、女性が占める割合は20％と低く、高等教育を受ける可能性も減り、男女平等への道は1世代遅れることになり、国によっては100年以上遅れると悲観的な予測を立てています。

コロナ禍でも良くなった部分

しかしニュージーランドではレベル4と3のロックダウンの期間が1カ月半と短く、しかも政府の経済的支援が広範囲にわたったためか、コロナ禍による女性の「二次的パンデミック」はありますが、それは比較的少ない分野に限られていて、コロナ禍にもかかわらず良くなった点もあるのが特徴です。

そこでまず良くなった部分を簡略に記しておきます。

1、まず指摘したいのは、フォーラムの報告書では、コロナ禍で「政治的分野での女性の進出も停滞してしま」ったとありますが、ニュージーランドでは、第9章で説明したように、コロナ禍のもとでおこなわれた総選挙で、逆に女性の議員の数が47・5％に増え、OECD諸国中で第1位になったことです。

社会学者は、これは「ジャシンダ効果」だ、アーダーン首相の政治的指導力を見て、女性議員の重要さが見直されたからだと指摘しています。

つまりコロナ禍は、女性に有利な政治的状況を作り出したわけです。

2、コロナ禍は、アーダーン首相が政治的手腕を発揮できる状況を生み出し、野党の国民党も女性のコリーン氏を党首に選ぶなど、女性の政治家には活躍しやすい政治環境をもたらしました。もちろんその背景には、第9章で指摘したように、女性たちの長年の努力があったからです。

3、「フォーラム」の報告者では、女性が「高等教育を受ける可能性も減少して」いると指摘していますが、ニュージーランドでは高等教育を受ける女性も減ってはいません。しかもコロナ禍で職を失った女性たちの中には、大学や職業専門学校に再入学し、新しい資格をとって再就職を有利にしようとしている女性も多いわけです。もちろんそれは政府の経済支援もあるからできることです。

4、男女平等という面でも、「フォーラム」の報告書は、「男女平等への道は1世代遅れることになる」と言っていますが、ニュージーランドでは、逆に女性の議員が増加したこともあって、**男女の格差のなさで、144カ国中、第4位となりました。**2016年には第9位でしたので、5つランクを上げたわけです。なおニュージーランドがもっと上位にいけないのは、政治、教育面では女性が活躍しているけれど、経済の分野では女性の企業家などが少ないことが原因だと言われています。またニュージーランドでは先住民であるマオリ人やパシフィカが総人口のうち23%を占めており、いつも男女格差のなさで上位を占める北欧諸国とは、人種構成が違うこともあります。

以上のようにコロナ禍は、ニュージーランドの女性に有利に働いた部分もあるわけです。

自殺も減少

ニュージーランドでは、コロナ禍にもかかわらず、自殺も減少しました。

「世界経済フォーラム」の報告書では言及していませんが、自殺は「二次的パンデミック」かどうか、調べてみました。それは日本ではコロナ禍で若者や女性の自殺が増えているという次のようなニュースを読んだからです。

警察庁と厚生労働省が二〇二一年四月十六日に発表した二〇二〇年の自殺者数（確定値）はリーマン・ショック後の二〇〇九年以来、十一年ぶりに増加した。女性や若年層の自殺が増えている。新型コロナウイルスの感染拡大を背景に、経済的な苦境に追い込まれたり、孤立に陥ったりする人が増えているとみられる。（『日本経済新聞』２０２１年3月16日）

ですから日本では、自殺は「二次的パンデミック」だと言ってもいいのではないかと思います。

そこでニュージーランドではどうか、調べてみました。

実はニュージーランドでは、コロナ禍の前は自殺が多く、２０１９年には６８５名が自殺しています。それは人口10万人当たり、13・５人ですが、15歳から19歳の自殺率はＯＥＣＤ諸国の中で一番高いと言われていました。その中で多いのがマオリ人やパシフィカの家族の若者たちだそうです。そこで政府は、若者の「メンタル・ヘルス」を向上させるための政策をとり、自殺を防止する制度の確立にも力を入れてきました。

ではコロナ禍で、自殺は増えたのか。

調べると、ニュージーランドとオーストラリアの「メンタル・ヘルス」の専門家が共同で、ニュージーランド、オーストラリア、カナダ、チリ、イタリア、日本、ドイツ、英国、クロアチアなど、世界21カ国の２０２０年4月1日から7月31日の間の自殺者数を調べた結果を論文にしたものを見つけました。その論文では、ロックダウン中に自殺者が減少したことがはっきりしているのは、12カ国だとありました。そして共同研究の主催者であるメルボルン大学の「メンタル・ヘルス」研究所のジェーン・パーキス教授は、自殺が減少した国では、メンタル・ヘルスを維持するために、政府が特別な対応策をとったり、経済的支援をしたからだと指摘しています。

そして教授は、ニュージーランドで自殺が減った要因については、ロックダウン中は、給与補助金が出たので（オーストラリアも遅れて給与補助金を出した）経済的不安が少なく、また家族と一緒に過ごす時間も増えたこと、それと同時に、コロナ禍という同じ苦難を共有しているという社会との一体感を感じたこと（ニュージーランドでは「５００万人のチーム」というアーダーン首相の励ましなど）、その他には、ロックダウン中は在宅勤務や休職で通勤や仕事のストレスが減少したこと、また時間ができたので、インターネットを通して、他の人たちと連携することができたこと、などを挙げています。

そこでニュージーランドでロックダウンが終わった２０２０年6月末の統計を調べると、確かに自殺者は６５４名で、２０１９年より31名減っています。減った内訳を見ると、15歳から19歳のグループでは、２０１９年は73名だったのが59名に、20歳から24歳は、91名から60名に減っています。数字はありませんが、マオリ人やパシフィカの若者の自殺者も減ったそうです。しかし増えたのはアジア人で、20名も増えています。そのため全体的には31名減少しただけになりましたが、なぜアジア人の自殺が増えたのかは説明がありませんでした。

そして2021年の自殺者数については、『World Population Review』によると、ニュージーランドでは、人口10万人当たりの数は、2020年の13・1名からさらに減り、11名（男性16・5名、女性5・8名）となっています。

ですからニュージーランドでは、コロナ禍があっても、明らかに自殺は減少しており、自殺は「二次的パンデミック」とは言えないことがわかります。

またパーキス教授が指摘したように、オーストラリアでも、自殺は減少しています。

2021年の『World Population Review』には、オーストラリアの自殺者は、10万人当たり12・5名（男性18・6名、女性6・4名）とあり、ニュージーランドより多いですが、やはり減少しています。

なお日本の自殺者は、同報告では、2021年は10万人に15・3名（男性21・8、女性9・2）とあります。米国はそれより多い16・1名（男性25名、女性7・5名）となっています。

しかし日本と米国では、コロナ禍は終わっていないので、2021年の自殺者の数は、それよりも増えるかもしれません。というのは米国の自殺防止協会の会長のジョナサン・シンガー氏は、大惨事やパンデミックでは「歴史的に見て、初期には自殺は減少するけれども、後は自殺が増加する」と指摘しているからです。

そして2021年6月12日付の『ワシントン・ポスト』紙では、目下自殺未遂で救急病院に来る12歳から17歳の少女たちの数が急増しているとあります。一般に、女性の方が自殺未遂が多く、どこの国でも男性は自殺する時は、成功する確率の高い方法を選ぶので、自殺未遂の少女たちが増えたということは、自殺した男性の数も増えているのではないかと推測されています。

日本の場合は、政府の給与補助金制度がきちんとしておらず、派遣社員には失業保険もありません。だから「反貧困ネットワーク」の事務局長の瀬戸大作氏は、派遣社員だった人々や、飲食店などで働いていた人々が、困窮して支援を求めていると話していました。また警察や厚生労働省も、「経済的な苦境に追い込まれたり、孤立に陥ったりする人が増え」、自殺者が若者層や女性に増えていると言っています（「朝日新聞デジタル」2021年6月4日、インタビュー）。

したがって日本では、自殺がコロナ禍の「二次的パンデミック」になってきていると、推測できるのではないでしょうか。

「メンタル・ヘルス」は？

これはニュージーランドの場合だけしかわかりませんが、オタゴ大学のエブリー・パーマー教授は2020年11月9日のインタビューで、ロックダウンは若い人たちのメンタル・ヘルスに悪影響を与えたが、同時に肯定的な面もあったと指摘しています。

教授は、調査したうち、30％の人がロックダウン中に鬱になったと答え、そのうちの16％が中くらい、ないしはかなりの鬱になったと答えたと言っています。そして40％が、鬱にはならなかったけれど、精神状態はそれほど良くなかったと答えたそうです。

そして鬱の原因としては、失業したり、仕事の量が減ったことを挙げたそうです。年齢的に見ると、調査した18歳から24歳までの半分が、精神的な状態は良くなかったと答えたのに対し、65歳以上では、10分の1以下の人が精神状態は良くなかったと答えたそうです。

教授は、65歳以上で鬱が少なかったのは、経済的に安定していたり、多くの困難を乗り越えてきたので、ロックダウンはそれほど苦にはならなかったのだろうと言っていました。

また教授は、ロックダウンでは色々良いこともあったと答えた人も、多かったと指摘しています。例えば、回答者の62％が自宅勤務は良かったと答え、その他家族と過ごす時間が増えたことや、通勤のストレスがなかったこと、またこれまでの生き方を見直し、将来何をしたいかなどと考える良い機会になったという答えが多かったと言っています。

このようにロックダウンの良い面を挙げる人も多かったのは、ニュージーランドではロックダウンが短期間であり、経済的支援がいわゆる経済的弱者にまであったからではないかと思われます。

ニュージーランドにおける女性の「二次的パンデミック」

以上のようにニュージーランドでは、コロナ禍やロックダウンによって、女性の地位は良くなり、男女格差のなさでも世界第4位になり、自殺なども減りましたが、しかしコロナ禍は「二次的パンデミック」と言える状況ももたらしましたので、それをいくつか挙げておきます。

1、高い女性の失業率

ロックダウンが始まった3月から9月までに失業した人の総数は、4万4700名でしたが、その内訳は、男性が2万500名。女性は2万4200名でした。つまり女性の失業者の方が3700名も多かったのです。

そして2020年末の平均失業率は4・9%でしたが、そのうち男性の失業率は4・7%だったのに対し、女性の失業率は、5・4%とやはり高い数字でした。

女性の失業率が高い理由は、職種と関連しています。

＊女性の雇用はレストラン・カフェ、店員などのサービス業が多いので、ロックダウンの影響を受けやすかったわけです。これは世界的な傾向と同じです。

＊また国境閉鎖で海外からの観光客が来なくなったことで、観光関係企業が大打撃を受け（ホテル、観光ガイドなども含め）ましたが、女性の失業者の総数の約半分の1万9700名は観光業関係で働いていた人たちでした。またそのうちの4000人はマオリ人の女性でした。観光業に従事していたマオリ人の女性の失業が多いのは、様々なマオリの団体が観光業を営んできたので、マオリ人の女性を雇用していることが多かったのですが、国境閉鎖でそういう団体も営業規模を縮小したり、閉鎖しなければならなかったためです。

2、男女の賃金格差0・1%悪化

世界的に見て、ニュージーランドは男女の賃金格差は少ない方です。

しかしコロナ禍で、2019年の格差の9・3%から、2020年には0・1%悪くなり、9・4%になりました。

たった0・1%下がっただけでは、「二次的パンデミック」とは言えないという意見もあるかもしれませんが、しかし下がったのは事実です。

実は女性たちは賃金格差を失くすために、長年闘ってきました。それでも格差がゼロにならないのは、主に次のような理由からです。

＊男性の方が定職を持つ率が高く、長年勤務しているので地位も高く、サラリーも必然的に高い。

＊ニュージーランドでは、同一職種、同一賃金が比較的守られているので、女性も定職がある人や、高い地位についている人は男性と同じ給与を貰っている。特に1970年代になって第二波の女性運動が始まってからは、キャリアを持ち、経済的に独立することを目指す女性たちが増え、最高裁判所の長官や判事、および政府や企業の要職についている女性も多い。

＊しかしその一方で出産、育児などで、パートの仕事につく女性も多く、パートは時間給のところが多いので、平均するとやはり女性の賃金が低くなる。

＊最低賃金は以下の通り。

時間給：２０２０年４月１日から、20歳以上は１時間18ドル90セント。20歳以下は１時間15ドル12セント。

２０２１年４月１日から、20歳以上は１時間20ドルに増額。20歳以下は１時間16ドルに。

（注：１ドルは１００円で計算すると相場がわかる）

3、女性の家事、育児などの負担の増加

世界的に見ると、ニュージーランドの男性は、家事育児を手伝う率が高い方ですが、自宅勤務では、やはり女性は家事、育児、そして小中学生の勉強を手伝う時間が増え、仕事をする時間を見つけるのが大変で、ストレスが多かったと言っています。

ただしニュージーランドでは、自宅勤務の期間はレベル４と３の約１カ月半と、短期間でした。だから女性も男性も、子供たちと過ごす時間が増えて楽しかったと言う人が多かったという報告もあります。

私の知っている装身具店の若い女性店員も、５カ月の赤ん坊がいたので、ロックダウン中は赤ん坊と過ごせる時間が増えて良かったと言っていました。もちろん彼女も夫も政府の給与補助金を受けていたので、経済的心配がなく、特別な育児休暇を貰った気分だったのでしょう。前に紹介したように、私の美容師もロックダウンは子供とゆっくり過ごす時間ができ、良い休暇だった、子供の勉強を手伝うのは、グズグズしているので、苦手だったが、と言っていました。

ですからニュージーランドでは、家事、育児については、女性の「二次的パンデミック」と言い切れないところがあります。

アイルランド人の若い友人は、お姉さんから電話があり、「アイルランドのロックダウンは1年も続き、やっと終わったけど、仕事をしながら10歳と11歳の男の子の勉強も見なければならず、子供たちは退屈して、兄弟喧嘩ばかりするので、この1年は人生のうち最悪の年だった」とこぼしていたと話していました。

そういう状況と較べると、ニュージーランドは自宅待機のレベル4と3のロックダウン期間が1カ月半と短く、レベル2では学校も始まったので、自宅勤務と家事、育児の負担という面では、運が良かったようです。

4、家庭内暴力の増加

世界的傾向と同じく、ニュージーランドでもロックダウン中は家庭内暴力が増加しました。

*警察によると、レベル4のロックダウンの最初の4日間（3月26日-29日）は、全国で1日約150件、4日間で595件の家庭内暴力の訴えがあったそうです。ただし警察は報告されないケースも多いはずだと言っています。

*ロックダウンの期間全体（3月26日-6月7日）では、他の時期よりも家庭内暴力は22％増加したそうです。

＊第二波の女性運動の結果、ニュージーランドでは、女性団体が家庭内暴力に苦しむ女性のために避難場所を提供する「Women's Refuge」（女性のシェルター）を作って、運営しています。女性のシェルターは政府も認定した組織で、各地にあり、家庭内暴力に苦しむ女性にとっては、最も安全な場所です。ロックダウン中には、避難場所を求める女性からの電話が、やはり20％も増加し、モーテルなどが足りなくなったそうです。

＊子供への暴力も増加したそうですが、正確な数字は見つけることができませんでした。

ただし家庭内暴力は、コロナ禍で初めて生じたのではなく、その前から社会問題となっていて、ロックダウン後もなくなってはいません。

英国では、コロナ禍が始まるとすぐ家庭内暴力が増えると予測して、政府はその対応策として、新たに1000万ポンド以上の予算を追加したそうです。しかしニュージーランドではフェミニストたちの尽力もあり、1995年には、福祉制度内で、家庭内暴力に対応するシステムができ、女性が家庭内暴力で家を出れば、すぐ支援金が貰えるようになっていました。だからロックダウンの時も、特別予算は組みませんでした。

家庭内暴力をなくすために男性たちが「アンガー・マネジメント」（怒りをコントロールすること）を学ぶシステムもありますが、家庭内暴力はなかなか減りません。過度な飲酒も家庭内暴力の原因の一つに挙げられています。

またラグビー文化がマッチョな行動を奨励するので、それも暴力行為に繋がるという意見もあります。

確かにオールブラックスが負けた時には、家庭内暴力の件数が増えると言われています。

しかしラグビーが主力スポーツではない日本など、多くの国でも家庭内暴力はあります。だから「世界経済フォーラム」は「二次的パンデミック」と明言したわけですが、どうすれば家庭内暴力をなくせるかは、難しい問題です。

マオリ人・パシフィカも「二次的パンデミック」の被害者

「世界経済フォーラム」は指摘していませんが、ニュージーランドでは、先に言及したようにマオリ人やパシフィカが、コロナ禍の悪影響を一番受けたと言えます。

＊2020年12月末の失業率は、女性が5・4％だったのに対し、マオリ人は9％、パシフィカは9・6％でした。

＊この2つのグループは他のグループより、低賃金の仕事やパートタイムで働く人が多いのでロックダウンで収入が減り、持ち家も少ないので、家賃を払えなくなったりし、生活困窮者が増加しました。

そこで政府は、第3章で紹介したように、家賃の支払いや、医療費の援助などもしました。

また慈善団体も食料品などを無料で配りました。もちろん、マオリ人の各団体も様々な支援をしました。パシフィカの教会も支援をしました。

そして第8章で指摘したように、ロバートソン財務大臣が5月20日に発表した2021年度7月からの予算では、失業者や一人親などへの支給金を総額33億ドル増額すると発表しました。これは失業者や一人親の多いマオリ人やパシフィカには、朗報です。

またこの予算では3億8000万ドルを、持ち家が少なく劣悪な貸家に多人数で住んだりして、健康を害したりすることの多いマオリ人の住環境を向上させるために使い、また2億4280万ドルをマオリ人の健康を向上させるための医療制度などを改善することに使い、1億5000万ドルをマオリ人の教育に使うと発表しました。

アーダーン首相は、この予算で、コロナ禍以前にも3万人もいた子供の貧困という問題も良くなると言っていますが、同時に首相はマオリ人などの貧困をなくすには、まだ十分な額ではないことは承知しているとも述べています。

以上のようにニュージーランドでも、コロナ禍は、経済的弱者や社会的弱者に、一層厳しい状況をもたらしましたが、それを克服しようとする努力も生まれていることは確かです。

第11章　デルタ株の脅威および感染後の後遺症問題

海外からの帰国者によるデルタ株国内感染の脅威

ニュージーランドも、海外からの帰国者を通しデルタ株が国内に広がる可能性と常に向き合っています。

残念ながら、オーストラリアから8月7日に帰国した人物を感染源に、8月17日にデルタ株の最初の感染者が見つかり、政府はその日の夜11時59分から、レベル4の厳しいロックダウンを実施しました。

しかしその前にも、デルタ株の感染が国内に広がる可能性がありました。

それは4月に、インドで1日に3万人以上の新規感染者が出て、死者も1日3０００人を超えた時でした。その時は、海外からの帰国者で陽性反応を示した97人のうち、82人はインドからの帰国者でした。

そこで科学者の助言もあって、アーダーン首相は、インドからの帰国者は4月11日から、28日まで受け入れないと発表しました。

それに対して、インド出身の人々は人種差別だと批判し、人権委員会に訴えた人もいましたが、国民は安全策をとったアーダーン首相を支持しました。

オーストラリアでは、ニュージーランドより対応が遅れたせいか、一層厳しい対策がとられ、モリソン首相はインドからの帰国を禁じただけでなく、その禁をやぶって帰国すれば、6万ドルの罰金か5年以内の禁固刑を科すとしました。そのため、非人道的だと非難を浴び、副首相は実際には禁固刑にはしないと弁明しました。モリソン首相も規則を緩和し、5月15日からインドからの便の受け入れを開始し、オーストラリア国籍を持つ者だけ入国を許可すると変更しました。

ニュージーランドでは、4月28日にインドからの帰国者に対する入国拒否は緩和しましたが、しかし同日から今度はインド、パキスタン、ブラジル、パプア・ニューギニアなど感染の広がっている国からは、ニュージーランド国籍を持っている者とその直系家族のみを受け入れるという規制を設けました。

そして政府は、隔離施設の管理も強化し、新しく到着した者が隔離期間を終えようとする者へ新型コロナウイルスをうつさないようにするために、2つのグループを別な施設に分けて隔離することにしました。

しかし問題は、インドなどのレッドゾーンから戻った飛行機を掃除して、清掃員が感染したことです。清掃員は1回目のワクチンも接種していました。

つまり停止した飛行機では、換気装置も停止していたので、感染していた乗客のウイルスが空気中に残っていたために空気感染したのです。

新型コロナウイルス、特にデルタ株は、「エアロゾル」となって空気中に残り、換気の悪いところでは、陽性の人が去った後でも感染するのです。

それほどデルタ株は感染力が強いわけです。そこで停止した飛行機は、しばらく換気装置を作動させたままにしておくことになりました。

もう一つの問題は、ある隔離施設でも、換気が悪いので、そこに滞在していた帰国者と職員が感染したことでした。つまりそのホテルでも、デルタ株は「エアロゾル」となって空気中に残っていたのです。

そこでブルームフィールド博士は、その隔離施設の使用を一時やめ、ホテルに換気装置を取り替えるように指示しました。もちろんその費用は政府負担でした。

その後政府は、空気感染するデルタ株などの変異株の感染を予防するために、すべての隔離施設の換気扇を新しくしました。

オーストラリアとの旅行の自由化で増えた脅威

ニュージーランドは4月19日から、オーストラリアと隔離期間なしで、自由にすることに同意したわけですが、これは経済効果も大きく、観光業も潤いはじめました。

しかし新型コロナウイルスがニュージーランドに持ち込まれる危険も大きくなったのです。

例えば、4月23日には、パースで陽性が1人見つかったのです。それでウエスタン・オーストラリアの州知事はその日からパースとその近郊地域を即座に3日間のロックダウンにしましたが、その間にすでに5000人のオーストラリア人が、ニュージーランドに来ていたのです。そこでブルームフィールド博士は、パースからの訪問者には、ニュージーランドの滞在先での隔離を求めました。幸いパースでは1人の他は、感染者は出ず、すべて無事に終わりました。

5月5日、今度はシドニーで感染者が見つかりました。

そこでニュージーランドではクリス・ヒプキンス保健大臣とブルームフィールド博士が記者会見を開き、大事をとって6日からシドニーとニュージーランド間の飛行機を3日間運行停止にすると発表しました。そしてシドニーを旅行中の約6000人のニュージーランド人に対し、その旨を通告し、夫婦である2人の感染者の出た地域にいた者には、一時帰国を停止させると発表しました。しかし2人以外の感染者は見つかりませんでしたので、予定通り9日の日曜日から、飛行機の運行停止は解除されました。

ところがメルボルンでもインド型の「カッパ」と呼ばれるタイプの菌の感染者が出たので、5月27日からヴィクトリア州全体がロックダウンになりました。もちろんニュージーランドはメルボルンとの旅行は禁止にしました。しかしメルボルンに大勢のニュージーランド人がいて、ロックダウンでニュージーランドへ帰れなくなり、しかもメルボルンのロックダウンはいつ終わるかわからないので、政府はメルボルンを出て他の地域に行き、72時間滞在し、検査の結果が陰性なら帰国できると発表しました。

そして6月末シドニーから7つの州にデルタ株の感染が広がったので、6月30日7州でロックダウンが始まりましたが、8月12日現在もその状況は続いています。

このように4月19日以後も、オーストラリア側に感染者が出ているので、そのたびにニュージーランド政府はその地域との飛行機の運行を停止していますが、しかしいつか誰かが感染したままニュージーランドに来るという危険性が常にあるという状況になりました。そして現実にも6月19日、20日にシドニーからウェリントンに会合で来ていた男性とその妻が帰国後陽性だったことがわかり、アーダーン首相は23日、念のためウェリントンをレベル2にしましたが、幸いウェリントンでは感染者はありませんでした。それは陽性になった男性と妻がワクチンを1回注射していたからだと説明がありました。

そして8月17日に、初めて国内でデルタ株の感染者が1人見つかったわけです。そこでアーダーン首相はその日にレベル4のロックダウンにしましたが、感染源はシドニーから8月7日に帰国したデルタ株の感染者でした。

デルタ株は空気中に残るので、武漢から広がった新型コロナウイルスより、何倍も感染力が強いわけです。

ある隔離施設では、感染者のいる部屋と向かいの部屋で、運ばれてきた食事を受け取るために、同時にドアを開けたので、向かいの部屋の住人もデルタ株に感染しました。食事を運ぶ人々はマスクをするだけでなく、プラスチックのシールをかぶり、手袋もして完全防備をしているので、感染しませんでした。**そこで隔離施設のホテルでは、向かい合った部屋や、隣の部屋のドアは、同時に開けないようにという注意が出ています。**

デルタ株は、それほど感染力が強いのです。だからいくら隔離施設の管理を厳しくしても、再び隔離施設や飛行機から、デルタ株の感染が国内に広がる危険は大きいのです。

日本では、デルタ株の空中感染力の強さがどのくらい理解されているのか心配しています。

脳科学者が警告する新型コロナウイルスによる後遺症の脅威

新型コロナウイルスは、インフルエンザのようだと言う人たちもいます。

しかし日本でも、新型コロナウイルスの後遺症に苦しむ人たちも増えています。

『読売新聞』の2021年5月23日の、「コロナ後遺症　若い世代も注意を怠らぬように」と題した社説でも、コロナ感染で「国立国際医療センター」に入院した患者を追跡したところ、2カ月後に約半数が、そして4カ月後にも3割が、何らかの後遺症に苦しんでいる、20代、30代で感染時の症状が軽くても、中ぐらいでも後遺症が残ると、忠告しています。

なお最初に後遺症の問題を指摘したのは、ヨーロッパで最も早く新型コロナウイルスが猛威をふるったイタリアにある、ジェメッリ大学の研究者たちでした。彼らの調査では、143人の回復者を調べたところ、回復後2カ月では、疲労・倦怠感に苦しむ者が53％、呼吸困難43％、関節痛27・3％、胸痛が21％もいて、嗅覚の異常を訴えた者も多いことがわかったそうです。

また米国の「疾病予防管理センター」（CDC）の調査でも、新型コロナウイルスで発病した者は、回復しても35％くらいの人が、3カ月後にも倦怠感、呼吸困難、咳、関節痛、胸痛、嗅覚・味覚障害や、鬱病に苦しんでいて、中には計算力、記憶力などの思考の衰えを訴える者もあると発表しています。

ニュージーランドでは感染者も少なく、後遺症の問題はあまりニュースになりませんが、健康だった20代の感染者の女性が、長い間疲労感に苦しんだので、同じ苦しみを持っている人がいるかもしれないと、ＳＮＳに投稿したそうです。すると約２００名から、同じ悩みを経験しているという投稿があったので、サポートグループを作ったら、約２００名のメンバーのうち、疲労感だけでなく、嗅覚障害にも苦しむ人がほとんどで、嗅覚障害が治ったのは、グループのうち、彼女ともう1人のメンバーだけだと言っていました。

米国の感染者の中には、新型コロナウイルスの後遺症は、「Chronic Fatigue Syndrome」（慢性疲労症候群）に似ていると言う人もいました。

「慢性疲労症候群」には私もかかったことがありますが、ニュージーランドでは「Ｍ・Ｅ」とか「タパヌイ・フルー」と呼んでいました。最初はインフルエンザのような症状で、「タパヌイ」と呼ぶのは、タパヌイというところで多くの感染者が出たからですが、私は仕事のストレスと風邪が重なってそのウイルスにかかりました。ウイルスというのは間違っているかもしれませんが、何人かがグループでかかったからです。

その症状はみんなよく似ていて、起き上がれないような倦怠感が何カ月も続き、思考力や集中力が低下しました。私の場合も起き上がれないほどの疲れで、歩くのも大変でした。太陽の光にさえ疲労感を覚え、子供や夫が大声で喋るのにも疲労感を覚えました。恐怖を感じたのは、記憶力が低下し、言葉が思い出せないことでした。私の職業は大学の教師で、50分の講義をするのにも、前もって50分話せる原稿を作成しておかないと、途中で言葉が出てこないことが度々でした。医者に行っても、治療法はないと言われました。運良く同じく「M・E」にかかったことのある人から、アレルギーを調べろと言われ、良いアレルギーの医者を紹介されました。それでアレルギーの検査を受けたところ、乳製品や、パンの材料の小麦粉、イースト菌、そして砂糖、リンゴ、梨、桃などにアレルギー反応があることがわかりました。それでそれらを食べるのを止め、その医者に貰ったセレン、ビタミンE、マグネシウム、亜鉛の錠剤を飲みはじめたら、症状が軽くなり、「慢性疲労症候群」は1年で治りました。

しかし「慢性疲労症候群」にかかっていた時の恐怖感は、今でもはっきり覚えていますので、新型コロナウイルスの後遺症に苦しむ人々のつらさが少しはわかります。

そこで新型コロナウイルスの後遺症についてさらに調べたところ、讃井将満教授のブログが参考になりましたが、ぜひ知ってほしいのは、ニュージーランドの脳神経学者ヘレン・マリー博士の警告する後遺症の恐ろしさです。

讃井教授は後遺症を3つのグループに分けています。

1、強い炎症によって、脳、心臓、肺、肝臓、腎臓などが「多臓器不全」を起こしていて、後遺症が重い。

2、血栓症（血管がつまる症状）で、肺の血栓症では肺機能の回復が遅い。脳梗塞による脳の機能の低下。

3、菌が肺だけではなく、脳、心臓、肝臓、腎臓に直接感染し、その結果、匂いや味がわからなくなる、頭痛でボーっとしたり、幻覚、痙攣などあるのも、脳に直接感染した証拠。

オークランド大学のヘレン・マリー博士の研究は、讃井教授の指摘する脳に直接感染した場合の後遺症です。

マリー博士は脳の中でも嗅覚を司る部分を研究している世界でも数少ない脳神経学者で、その研究が認められて、今回は米国の「National Institute of Health」（ＮＩＨ）に招待され、新型コロナウイルスで亡くなった患者の脳を調べることになったのですが、２０２１年3月19日の『クライストチャーチ・スター』紙に、その研究について次のように述べています。

「嗅覚を司る部分は、脳の神経が（鼻を通して）、外界と繋がっている唯一の部分」だそうです。それで「ＮＩＨ」の研究者と一緒に、新型コロナウイルスに感染して亡くなった人の脳の嗅覚に関連する部分を調べると、血管が細くなっていて、血液中のタンパク質が脳の細胞の中ににじみ出ていて、細胞は炎症を起こしているそうです。そして炎症の酷さは驚くほどで、「その状態は、脳梗塞や、パーキンソン病、アルツハイマー、多発性硬化症の症状に似ている」と言っています。

またマリー博士は、アルツハイマー患者の嗅覚を司る部分を長い間研究してきたけれど、新型コロナウイルスの患者はそれ以上に酷い脳の炎症を起こしていると言っています。

つまり嗅覚を失うことは、深刻な意味を持っているわけです。

そしてマリー博士は、脳を研究している科学者の間では、新型コロナウイルスの感染者は、早期に「脳梗塞や、パーキンソン病、アルツハイマー、多発性硬化症」にかかる可能性があるという見解が広がっている、１９１８年のスペイン風邪では、回復した患者の間にパーキンソン病が広がった、それと同じように、新型コロナウイルスの感染者が年をとると、早期に右の4つの疾患などにかかる可能性が大きいので、それはやはり記憶しておく必要があると警告しています。

なお米国のCNNやABCニュースなどの6月19日の放送でも、新型コロナウイルスにかかった人は脳の中の嗅覚を司る部分の「灰白質」が消えていると言っています。

しかし長年嗅覚を研究してきたマリー博士はもっと具体的に、嗅覚がなくなった患者は、嗅覚を司る部分が酷い炎症を起こしているので新型コロナウイルスから回復しても、年をとれば、早期に「脳梗塞や、パーキンソン病、アルツハイマー、多発性硬化症にかかる可能性が強い」と具体的に警告しているわけです。

私はマリー博士の警告、つまり新型コロナウイルスの感染者が年をとれば、早期に様々な疾患にかかる可能性があるという警告を、若い人たちにもぜひ知っていただきたいと思っています。そうすれば、新型コロナウイルスに感染したり、人にうつしたりするような行動はひかえるのではないでしょうか。

私が一番心配したのは感染力の強いデルタ株の流行を無視して、オリンピックを開催したIOCや日本政府の無謀さでした。

日本ではオリンピック開催後、デルタ株の感染者は1日2万人を超えています。連日増え続けています。

デルタ株は、すでに説明したように、「エアロゾル」（霧状の微粒子）となって空中に残るので、感染者が近くにいなくても、換気の悪いところでは、感染する可能性がある危険なウイルスなのです。

ところが日本政府は、科学者を無視しているので、飲食店で客に酒類を売ることを禁じるという効率の悪い規制を設けていますが、それよりも「換気を良くするように」勧告すべきです。

満員電車も、もちろん危険です。

日本では冬になれば室内で過ごす時間も増えます。だから空中感染力の強いデルタ株の感染がそれまでにおさまることを、切に願っています。

補　章　デルタ株に対する対応

「命を守るために、迅速に、厳しい」ロックダウン実施

とうとう国内初のデルタ株の感染者が、８月17日午後２時29分、オークランドで１人見つかりました。海外旅行をしたことのない58歳の男性Ａでした。ワクチンは接種していませんでした。Ａのゲノムシークエンスの分析から、８月７日にシドニーから帰国した人物が感染源だったことが、数日後にわかりました。オーストラリアからの帰国者によって、デルタ株の国内感染が広がるだろうという人々の予測は、現実になったわけですが、17日の時点では、Ａは誰から感染したかわかりませんでした。

そこでアーダーン首相はＡの感染がわかった３時間半後、ブルームフィールド博士と一緒に緊急の記者会見を開き、感染拡大を防ぐため、その夜11時59分から、全国では３日間、オークランドでは７日間、一番厳しいレベル４のロックダウンを実施すると発表しました（レベル４の制約については、すでに第１章で

詳しく説明したので参照してほしい）。

ロックダウンを6時間遅らせたのは、人々に帰宅する時間や、また食料などの必需品を買う時間を与えるためでした。遠距離の場所へ行っていた人たちには、48時間以内に帰宅するようにという勧告も出しました。

世界中のメディアは、デルタ株の感染者がたった1人出ただけで、アーダーン首相が厳しいロックダウンを実施したことにびっくりしました。揶揄する記事もありました。日本のニュースでも取り上げられましたが、読者の声の欄を見ると、たった1人感染者が出ただけで、「鎖国」するなんて、呆れた国だという主旨のコメントがかなりありました。

しかし揶揄した人々は、実は非科学的だったと言えます。

アーダーン首相もブルームフィールド博士や閣僚も、2020年3月の新型コロナウイルスの感染経過にもとづいて、海外旅行の経験のない感染者が1人出たことは、国内にはもっと感染者がいることを示唆していると判断したのです。もちろん科学者たちの助言もありました。

アーダーン首相たちのもう一つの懸念は、隣国オーストラリア、特にシドニーのあるニューサウスウエールズ州（以後NSW）では、迅速にロックダウンをしなかったために、たった1人の感染者からデルタ株の感染がまたたく間に広がり、2カ月経っても感染の拡大を止められないでいることでした。しかもニュージーランドも、オーストラリア同様、ワクチンの接種率が低く、感染が広がれば、NSWのように重症患者や死者が多数出ることが明らかだったからです。

そこで即座に厳しいロックダウンに踏み切ったわけです。

その判断は、的確でした。

なぜなら、翌18日には、11人もの感染者が見つかったからです。そしてPCR検査を受ける者が増えると、多くの感染者が見つかりました（感染者の増加については次項で詳しく説明します）。

そこでアーダーン首相は状況を説明するため、18日午後1時に、ブルームフィールド博士、そして財務大臣、警察長官と一緒に、記者会見を開きました。

この4人の会見は、国民が厳しいロックダウンを受け入れるのに、大きな説得力を持っていました。

そこで記者会見の内容を、少し詳しく紹介することにします。

最初に発言した首相は、以前のロックダウンの時と同じように、わかりやすい言葉で、科学的な情報も交えて、明確に状況を説明しました。その要点を簡略にまとめます。

「突然のロックダウンで驚いたと思う。しかしAは、感染力の強いデルタ株に感染していた。そこで皆さんの命を守るために、迅速に厳しいロックダウンを実施した。問題はAが誰から感染したかだが、政府はこれまで海外から帰国して陽性だった者全員のゲノムシークエンスを分析し、記録を残している。そこでAのゲノムシークエンスを分析した結果、シドニーから帰国した者3名と似ている、特にそのうちの1人で、8月7日に帰国し、16日に入院した男性が感染源だと思われるので、もっと詳しい分析をおこなっている。現時点では感染者の総計は12名だが、デルタ株はこれまでの新型コロナウイルスより3倍も感染力が強い。しかし今厳しいロックダウンを実施すれば、デルタ株も排除することができると信じている。だから皆さんもレベル4の規則を守り、スーパーや薬局に行く以外は外出しないようにし、散歩に行く時も、遠出しないでほしい。そして外出する時は、必ずマスクをしてほしい。またワクチンの接種も加速するので、30歳以上は接種時間を早急に予約してほしい」（後に1名は、日本から搭乗したニュージーランド航空の搭乗員だったので、国内感染者リストから除去）。

なおこの会見で、首相はデルタ株は空気感染するので、スーパーなどへ行く時も必ずマスクをするようにと、何度も繰り返しました。公共の交通機関以外で、マスクの使用が義務づけられたのは、今回が初めてでした。日本では想像できないことでしょうが。

ブルームフィールド博士の報告も、以前と変わらず明確で、わかりやすかったのですが、私たちはその内容に驚きました。

博士は、18日にわかった新規感染者の1人は、Aに雇用されている20代の男性で、彼と一緒に家を借りて同居している者3名も感染しており、そのうちの1人は2回ワクチンを接種した看護師、1人は高校教師の女性、もう1人は男子大学生、また彼らの友人2名の感染も判明した、彼らは19歳の大学生を除き皆20代で、デルタ株は若い人も感染しやすいことがわかると思うが、彼らの職場や大学で接触した可能性のある者は、全員至急検査を受けるように指示したと発表。また6名は別々にだが、13日の金曜日、14日、15日の週末には、カジノやバーやスーパーなど様々な場所に行ったので、それらの場所に連絡したところ、週末にはカジノには大勢の客がいて、バーの一つにも数百人が来たという報告があった、残り6人の感染者もスーパーやレストランなど、人が大勢集まる場所に行ったことが判明した、最初の感染者Aが行った場所は23カ所、残りの者が行った場所と合わせると、総計五十数カ所になると報告しました。

そして博士は、QRコードの記録をもとに（感染経路がわかるように、各企業、スーパー、様々な店舗、レストラン、バーなどに貼られた追跡用のシステム）、それらの場所に同時に行った者には、検査を受けるように連絡しているが、まだ連絡を受けていない者も、ホームページに場所と時間を載せるので、それを調べて検査を受けるようにという指示を出しました。

博士は、科学者は、現時点では、少なくとも50人から120人の感染者が出ると推測しているとつけ加えました。

その報告を聞いて、私たちは感染者は少数でも、彼らと接触した者は1000人以上もいること、だからそれ以上人々が接触しないよう、レベル4のロックダウンが必要だということが、よくわかったわけです。

ロバートソン財務大臣は、これまでのロックダウンの時と同じように、ビジネスを支援し、給与援助もする、勤務時間週20時間以上の社員、店員などに対しては、雇用主に1週間に585ドル支援、勤務時間週20時間以下の社員、店員などには、雇用主に1週間に350ドルを支援すると発表しました。記者から資金はあるのかと訊かれ、大臣は昨年のロックダウンが早く終わったので、資金は十分あると答えました。

警察の長官が、午後1時の記者会見に加わるのは、初めてでした。

長官もコミュニケーション能力に優れた人で、口調は柔らかでしたが、昨夜ロックダウンに反対して、全国数カ所で、いずれも十数名がデモをした、それですぐ解散させたが、デルタ株は感染力の強いウイルスなので、自宅待機の規則を破って、集会を開いた者に対しては、「新型コロナウイルスに対する公衆衛生条項」にしたがって、警告を与え、悪質な者は逮捕するという主旨の発表をしました。

前回のロックダウンでも反対する者が、国民全体の2・5％いたわけですが、警察長官の話で、今回もロックダウンに反対する人々が少数ですが、いることがわかりました。追加しますと、2週間後の8月31日までに逮捕された者は、19名だと発表がありました。

以上の4人の会見から、私たちはレベル4のロックダウンが必要なこと、ロックダウンで経済的な悪影響を受けた企業や店舗などで働く人々は、これまでと同様、申請すれば経済的支援が受けられること、また自宅待機のルールを破り集会などを開いた者には、刑罰もありうることを知ったわけです。

数日後に発表された調査では、ロックダウンの支持者は84％、反対は7％、政府の対応は特に優れているとした人が61％でした。

感染者の急増と科学的な対応策

ここではロックダウンの効果がわかるように、感染者の数がどのような速度で増加し、減少していったかを見ていくことにしますが、デルタ株に対しては、次のような科学的な対応がとられています。そこで先に対応策を紹介しておきます。

1、まず感染者が行った場所と時間を調べ、ＱＲコードの記録をもとに、そこに同時間に行った者を特定して、ＰＣＲ検査を受けるように指示する、ＱＲコードを無視した者もいるので、ホームページに感染者が行った場所と時間を提示し、記者会見では、ホームページを見るように指示する。

2、感染者が行った場所にいたことがわかった者の数と、そのうち何名が検査を受けたかを公表。感染者が増えるにつれて、彼らが行った場所も総計２０００カ所を超えた。ＱＲコードの記録を調べ、該当者に連絡するための職員は、最初は９００名だったが、感染者が増えるにしたがってＱＲコードの記録の数も増えたので、職員の数を増やし、多い時で１４００名が従事。同時に、博士はオークランド在住の者には、感染者が行った場所や時間にそこにいなくても、検査を受けるように、記者会見のたびに奨励。

3、感染者全員のゲノムシークエンスを調べて、どのクラスターに属するか判断する。感染源は、8月7日にシドニーからの帰国者1人だが、その後、８つのサブ・クラスターが判明したので、それらのクラスターの者と接触した者にも、検査を受けるように指示。デルタ株は、感染者が出たらその家族全員が感染し、12歳以下の子供も感染。1歳未満の幼児も6人が家庭内感染していた。

4、問題は、どのクラスターから感染したかわからない新規感染者がいること。これは潜在的な感染者がいることを示唆しているので、ゲノムシークエンスを調べ直すと同時に、記者会見で、彼らが行った場所を明らかにし、行った者に検査を受けるように指示する。

5、感染者は、症状がない場合は自宅待機。自宅待機が難しい者は、帰国者用の隔離施設に隔離。パシフィカの場合は、何世代も一緒に住んでいることが多いので、全員隔離施設に入っている家族もある。

6、生活用水の検査は、デルタ株の感染者が見つかる以前から全国でおこなわれていたが、生活用水の分析結果も、毎日発表した。

7、ワクチンの接種を奨励。1日の全国平均では、約6万人以上が接種。週末はワクチンを接種する者はもっと多い。9月1日から12-15歳もワクチン接種。予約しなくても接種できるように、オークランドでは空港の駐車場で、車に乗ったまま接種できるようにした。それで接種を受ける者が増加し、10月の入荷までにファイザーワクチンが不足することがわかったので、様々な国の政府と交渉、スペイン政府は25万本、デンマーク政府は50万本譲渡することに同意し、1週間後に入手した。

もう一つ指摘しておきたいのは、ロックダウン後、デルタ株の感染者が次々に出たのは、ニュージーランドでは、8月は、学校や大学の冬休みもあり、大きな行事が多数ある時期だったことです。

特にオークランドでは、17日以前に、全国から1000人規模の人を集めた企業などの催しものがいくつかあり、その2つに感染者が出席していました。

また感染者Aも、17日のロックダウン前の週末に、所属する友好クラブのパーティに出席していたので、出席者の間から、9月14日までに、77名も感染者が出ています。

パシフィカ、特にサモア人が行く教会でも、ロックダウン前の8月15日に500名が集まった集会があり、それでその時の出席者やその家族から、9月14日までに381名の感染者が出ています。

感染者数の変化

ロックダウン後の最初の2週間の感染状況を見ると、デルタ株がどのように広がるのかがわかるので、毎日の感染状況を紹介することにします。

＊8月19日　**新規感染11名。全員オークランド。感染者の総計は2日間で21名。**

・生活用水調査では、南島は感染反応ゼロ。

＊20日　新規感染11名、総計31名。

・31名が訪れた場所は200カ所を超えていたので、PCR検査を受けるように指示。

・**アーダーン首相とブルームフィールド博士は、午後3時に記者会見し、全国のロックダウンは火曜日24日まで延長し、その最終日の8月24日火曜日に、その後のロックダウンの予定を決めると発表。**

私たちは、感染者と接触した可能性のある人々の数が多数なので、レベル4のロックダウンの延長も仕方がないと納得しました。

＊21日　**新規感染21名**。うちオークランド18名、ウェリントンで3名。**総計51名**。

・ウェリントンの感染3名は、ロックダウン前の週末オークランドで1000人のパーティに出席した家族で、息子はオークランド工科大学の学生寮に住んでいたので、彼らと接触した者は1000名以上いることが判明。

・オークランドの感染者の1人も、1000人を超える大集会に出席していた。**これは最悪のシナリオ**。

・全国の生活用水の調査では、オークランドとウェリントンで感染者がいると出たが、他は反応ゼロ。

＊22日　**新規感染21名**。オークランド20名、ウェリントン1名。**総計72名**。

＊23日　**新規感染は35名**。オークランド33名、ウェリントン2名。**総計107名**。

・107名の感染者が行った場所、オークランドで総計1974カ所、ウェリントンを含む地域では266カ所に増加。

＊24日　新規感染は35名。オークランド33名、ウェリントン2名。総計142名。

・**感染者は、ロックダウンが始まって7日目で、最初の予想の120名を超えた**。

・**検査を受けた者は、計10万8000人で、人口の3%**。感染者がどのクラスターに属するか知るために、すべての感染者のゲノムシークエンスの分析もおこなっている。

・**アーダーン首相はブルームフィールド博士と約束通り午後3時に記者会見、レベル4のロックダウンは、全国は8月31日まで、オークランドはそれより2週間余分に延長すると発表**。

＊25日　**新規感染者63名**。オークランド62名、ウェリントン1名、**総計205名**。

・パシフィカの感染者が104名と発表された。パシフィカの感染者が多いのは、8月15日の日曜日に、主にサモアの出身者が、ある教会で500名の大集会を開き、歌や踊りなどもあったため。感染者はパシフィカ70%、マオリ1%、アジア系13%、その他（ヨーロッパ系）28%。

・ショーン・ヘンディ教授は、昨年は全国の感染者が100名になるのに1カ月かかったが、デルタ株は6日間で100名になった、そして昨年はレベル4を2週間続けただけで、感染者が減少しはじめたが、デルタ株は逆に感染者が増えているので、**感染者総計が1000人になる可能性がある**と指摘。

＊26日　**新規感染68名**。オークランド66名、ウェリントン2名。**総計273名**。

・ブルームフィールド博士は、8月7日にシドニーから帰国した者からどのような経路でA、そしてサモア人の教会関係者に感染したか、まだ不明だが、18日のロックダウン以前に、200名以上が感染していたと推測されるので、18日からロックダウンしたのは正解だったと述べた。

・博士は、ゲノムシークエンスの分析から、現時点では、感染者は6つのサブ・クラスターに属することが判明、感染者が訪れた場所は総計で480カ所以上、そこを訪れた者を追跡するために、1200人の職員が従事しているが、1400人に増員すると発表。

＊27日　**新規感染70名**。**そのうちパシフィカ44名**。**総計343名**。

・総感染者のうち、Aの属するクラブが45人、サモア教会が146名。総感染者のうち、275名は隔離施設に。19名は入院、うち1名は重症病棟に。

＊アーダーン首相とブルームフィールド博士は午後3時に記者会見。

＊全国は8月31日午後11時59分から、レベル3に。
＊オークランドは9月14日まで、レベル4継続。
＊28日　**新規感染82名。総計425名。**
・オークランド総計415名、ウェリントン総計14名**（昨年からの全国総計3297名）**。感染者のうちAの所属クラブ64名、サモア教会197名。入院25名。重症病棟2名。
・27日までに検査を受けた者3万6418名。
＊29日　**新規感染83名。**オークランド82名、ウェリントン1名。**総計508名。**入院34名、うち重症病棟2名。
＊30日　**新規感染53名。**すべてオークランド。**総計567名。**入院37名、うち重症病棟5名。
＊31日　**新規感染49名。**すべてオークランド。**総計610名。入院33名。18歳も1名。うち重症病棟8名中2名が呼吸器使用。**

これを見ればロックダウンの効果が出て、新規感染者は、12日目の8月29日に83名となった後は、減少しはじめたことがわかると思います。ただし9月1日の新規感染者は74名になりますが、翌2日には新規感染者は49名、3日には28名となり、減少が続きました。感染者が接触した人は多数なので、ロックダウンしなければ、NSWのように、感染者の数は減らずに、増え続けたはずです。

気の毒なことに、オークランド西部では、8月30日早朝から未曾有の大洪水があり、多数の住宅が浸水し、避難を余儀なくされた人々がいました。しかも9月3日の午後、今度はテロリストがオークランドのスーパーで、棚にあった商品のナイフで、客7人を襲い、怪我をさせ、6人は入院を必要とし、うち3名は重症でした。テロリストは駆けつけた警官を襲おうとして、射殺されました。テロリストはスリランカからの移民で、イスラム過激派でした。

この2つの不幸な出来事で、オークランドの感染者は増加するのではないかと懸念されましたが、9月4日の新規感染者は20名でした。

残念ながら、9月3日には入院中だった90代のマオリの女性が死亡したというニュースもありました。女性は高齢で、持病も多かったので、延命治療はしなかったということでした。パンデミックが始まって以来の死者の総計は、これで27名になりました。

＊9月5日も新規感染者は20名、6日も20名でした。入院しているのは38名で、重症患者6名のうち、4人が呼吸器を必要としていることもわかりました。

＊9月7日には新規感染者は21名で、感染者総計は841名に増加しました。

＊9月8日には新規感染者は15名。これまでの最低数でした。

そしてこの日から、オークランドはレベル4のままでしたが、全国はレベル2になり、室内ではマスク使用、室内では50名まで入室が可能となりましたが、飲食店では50名まででは、採算が合わないという批判も出ました。しかし皆が解放感を覚えました。私も医者や美容院に予約を入れました。

＊9月9日には新規感染者は13名になり、10日には11名で、総計は879名でした。そのうち288名が回復したということでした。

ところが12日には新規感染者は20名に増え、13日の午前中に新規感染者は33名だという発表がありました。それを聞いて、皆がっかりしました。というのは、その日には閣僚会議があり、ロックダウンのレベルを緩和するかどうか決まることになっていましたが、新規感染者が33名では、緩和されないだろうと思ったからです。

ですから午後4時にアーダーン首相とブルームフィールド博士が記者会見し、ロックダウンのレベルは来週の火曜日21日まで、オークランドはレベル4のまま、全国はレベル2のままだという発表には、誰も驚きませんでした。

幸い翌日から新規感染者は減りはじめ、16日にはこれまでの最低の13名、総計996名になりました。ヘンディ教授は、8月25日、感染者総計が205名の時、感染者は1000名になるだろうと予測しましたが、その予測が的確だったことがわかります。

しかしデルタ株の総感染者は1000名を大きく超えることはないだろうというのが、皆の希望的観測ですが、感染者をゼロにするのは難しいことが、次第に明らかになってきました。

デルタ株は前に説明したように、以前の新型コロナウイルスと違い、感染者の口や鼻から出た微粒子が空中に長く浮遊する（エアロゾル現象）ため、感染者がその場を去っても、空気感染します。そのため感染者が一人出ると、同じ家に住んでいる家族全員がかかってしまうのです。

オークランドの問題は、パシフィカが感染者の70％以上を占めていることです。パシフィカは家賃が高いこともあり、数世代が一つの家に住んでいるのが普通です。同じ家に住んでいない家族や親族との接触も、頻繁で濃厚です。また感染者の多いマオリの人々も、大家族で住んでいることが多いのです。

福祉の専門家は、国民党政権も含め、これまでの政府が、この2つのグループの貧困問題を無視してきたことが、コロナ禍が広がっている原因だと指摘しています。長く政権を握っていた国民党が国有の低所得者用の家（state houses）を個人に大量に売却したことは、目下は問題にされていませんが、その市場中心の新自由主義のツケが、パンデミックで露呈したわけです。

そこでアーダーン首相の率いる労働党内閣は、2つのグループを経済的に支援し、感染者が出たら、その家族も全員隔離施設に入ってもらうようにしているわけです。

9月17日には、新規感染者は11名と、ロックダウン以来最低となりましたが、しかし18日には20名（家庭内感染19名）、19日には24名（家庭内23名）、20日には22名（家庭内）と、なかなか感染者が減りません。そして20日の感染者のうち3名（家庭内）は、オークランドの隣の市に住んでいました。メディアはそのうちの最初の感染者の男性が、オークランドの刑務所を出所したばかりだったことを問題にしましたが、彼が感染したのは刑務所内ではなく、彼を運送した人物からだったことがわかりました。

オークランドのレベル4の最終日の21日には、新規感染者は14名（家庭内）でした。

アーダーン首相、ブルームフィールド博士、そして内閣は、感染経路が把握できていて、家族内感染なので、21日午後11時59分から、レベル３に踏み切ったと説明しています。
ブルームフィールド博士は、これからも隔離施設にいる家族の間から50～60名の新規感染者が出ると見込んでいるが、コミュニティの感染はないだろうと述べました。

オークランドのレベル４のロックダウンは、昨年より１週間長い５週間で、オークランドの人々にとっては、22日午前零時からのレベル３への緩和は、待ちに待った緩和でした。

しかしヘンディ教授やベイカー教授、そして数学者たちは、「リスクを抱えたレベル３への緩和」だと言い、コミュニティに広がらないという確証はないと、懸念を表明しています。つまりアーダーン首相たちがオークランドを22日から２週間のレベル３のロックダウンにしたのは、一種の賭けでもあるわけです。それが成功するかどうかは、オークランドの人々がレベル３の規則を守り、ＰＣＲ検査を受け、ワクチンの接種を多くの人が受けるかどうかにかかっているわけです。

９月21日時点での情報をまとめておきますと、感染者総数は１０８５名、回復したのは７９０名。感染者のうちワクチン接種ゼロは83％。２回接種49名、１回接種32名。つまりワクチン接種をしない者の感染が多いわけです。

デルタ株は20代、30代の感染者が多いのが特徴ですが、12歳以下も２２９名感染。１歳以下６名感染。このように子供や幼児の感染が多かったのは、家庭内感染が多かったからです。そこで感染者とその家族を別々に隔離施設に入居させていますが、感染者の家族で隔離施設に入っているのは、21日時点で13家族です。

入院した感染者の総数は１０１名、そのうち86名はワクチン接種なし、12名が１回（ただし接種後２週間以内だった）。

２日現在、ワクチン接種可能な12歳以上の４２０万人のうち、39・１％が2回接種済み。35％が１回接種。オークランドでは1回接種も含め約80％が接種済み。ですからロックダウン中にワクチン接種率は急増しています。

デルタ株の死者は、90代の女性と50代の男性の２人だけ。２０２０年からの死者の総計はこれで28名。

経済支援

レベル４のロックダウン開始日の18日に、ロバートソン財務大臣は記者会見で、前回のロックダウンの時と同じ経済支援をすると発表。

８月23日、ロバートソン財務大臣は再び記者会見し、次項のように説明しました。

＊中小企業（個人経営のすべてや、店舗を含む）への１５００ドルの支援に対する申し込みのうち、すでに２万６０００件に支払い済み。

＊給与補助金に対する申し込みのうち、すでに12万７９３５件は支払済みで、総額４８４万ドル支払った。

８月25日、ロバートソン財務大臣は記者会見し、次のように報告しました。

＊給与補助金申請は総計１２８万件で、すでに総額５億ドルを支払った。

8月26日、ロバートソン財務大臣は再び会見。
＊給与補助金は5日間に15万6000件の申し込みがあり、支払い総額は5億7500万ドル。大臣は、今回給与補助金に申し込んだのは、中小企業がほとんどだったと報告（大企業は昨年のロックダウン時の給与補助金制度で、会社の収益に対し、政府が厳しく監査したため、今回申し込みしなかったと言われている）。
＊ビジネス支援に申し込みできるのは、ロックダウンの6カ月前に開業したところのみ。自営業の場合は、パン屋、大工などあらゆる分野のビジネスで、ロックダウン中に収入が30％減ったケース。最近開業したところに支払わないのは、制度の悪用を避けるためだと、財務大臣は改めて強調。
9月3日、ロバートソン財務大臣は記者会見で次の2点を報告。
＊給与援助支援申し込みの総数は26万7000件、支払い総額9億9800万ドル。
＊ビジネス支援は、8月31日から9月13日分の申し込みができるので、申し込むようにと奨励していると強調。
9月8日、ロバートソン財務大臣は記者会見し、次のように発表した。
＊大学生1万5000人を対象に、総額2000万ドルの経済支援をすると発表。大学生はアルバイトをしているので、失業保険が貰えないため。

困窮者に食料品や生活費必需品の購入、およびその他の費用の援助
＊政府は、280万ドルを支援、食料品6万セット供給。

オークランドでは、マオリの家族や、パシフィカの家族が、ロックダウンで仕事ができないと同時に、デルタ株に感染し、自宅待機となったりして、買い物にも行けなくなったため、その支援が主。

＊8月30日、政府は、さらに700万ドルを追加支援。食料品もさらに1万セット支援。食料品、生活必需品の配達には、50名以上のパシフィカや、マオリ人の若者たちがボランティアで従事している。

＊9月2日、政府は、約882万ドルを、マオリ社会で困窮している者や医療のために支給。

＊同日、政府は、2600万ドルをパシフィカの生活困窮者や、彼らの医療関係費用のために支給。

＊9月3日、政府は家賃の支払いが困難な4万7000所帯のため、4億5500万ドル援助。

このように政府が、パシフィカやマオリ社会に対する経済支援を加速しているのは、新規感染者の70%以上がパシフィカであり、次に多いのがマオリで、ワクチン接種率もマオリ、パシフィカの間で低いからです。

福祉問題の専門家は、これまで無視されてきたこの2つのグループの貧困や、劣悪な住環境を改善しなければ、パンデミックの広がりは止められないと指摘しています。また別な専門家は、2つの社会の文化を理解する人々を雇って、PCR検査やワクチン接種などを奨励していく必要があると指摘しています。

そこでアーダーン首相や内閣は、この2つのグループに重点的に経済支援をおこなっているわけです。

なお9月16日、ロバートソン財務大臣は記者会見し、ロックダウン前の2021年6月末のGDPは

2・8％上昇した、これは1・1％の成長率だという予想を上回った、そこで70億ドルを、コロナ禍対策に使う、去年の予算も30億ドル残っているので、合計100億ドルをロックダウンで困窮しているビジネスや、人々を援助するために使うと発表しました。

ロックダウンの規則を破った者への罰金制度

議会は2020年のコロナ禍の時には、ロックダウンの規則を破った者は、新型コロナウイルスをコミュニティに拡散させる危険性があるとして、「新型コロナウイルスに対する公衆衛生条項」で罰することにしましたが、9月21日までに処罰された者は28名。警察から警告を受けた者は、182名います。そして処罰された者への罰金は、以前の300ドルから、4000ドルに増額し、裁判で処罰された者には1万2000ドルとなりました。またビジネスで規則を破ったところへの罰金は1200ドルから1万5000ドルに増額すると発表しました。

罰金の増額は、市民にも支持されています。

罰則を破った者のうち、メディアや人々の関心が高かったのは、オークランドの地方判事の息子と弁護士のガールフレンドが、スキーをするために、規則を破って南島にある別荘に行ったケースでした。このケースは裁判に回されましたが、日本と違って母親の判事は辞職はしなかったけれど、公的に謝罪したので話題になりました。

オーストラリアではロックダウン反対のデモや、ワクチン接種が義務付けられたことに対して、暴力的なデモも起きています。

しかしＮＺでは、国民の目下の願いは、10月末までのオークランドのレベル３のロックダウンのうちに、デルタ株の感染者をゼロにすることです。だからデルタ株との戦いが続いています。

10月18日現在約90％のオークランド市民がワクチンを１回接種し、そのうちの76％が２回接種しました。しかしデルタ株は接種していない人の間で広がり続けていて、なかなか感染者ゼロにはなりません。ただしデルタ株の死者は、合併症のあった90代の女性と50代の男性の２人だけ、新型コロナウイルスによる死者の総数は28名。これは世界に誇れると思います。

おわりに

多岐にわたる分野を扱い過ぎたかもしれません。

しかし新型コロナウイルスのようなパンデミックには、ジャシンダ・アーダーン首相のように、科学者の意見を入れて、「早期に、迅速に、厳しい」ロックダウンを実施することが、国民の生命と生活を守り、かつまた経済も守ることになると、わかってもらえれば幸いです。

私がこの本を書くきっかけになったのは、２０２１年1月20日に、Zoomを使っておこなわれた早稲田大学ジェンダー研究所の恒例のシンポジウムで、ニュージーランドの新型コロナウイルス対策について発表してほしいと要請されたからでした。その時の私の発表は好評でしたが、時間の制約があったため、なぜニュージーランドでは女性の指導者が活躍できるのかという質問に、十分に答える時間がありませんでした。

そこで、4月にZoomでおこなわれた「新フェミニズム批評の会」では、女性の指導者の方がパンデミックには優れた対応を示すのか、また「世界経済フォーラム」の報告にあるコロナ禍における女性の「二次的パンデミック」は、ニュージーランドでも起きているのかなどについて調べて、発表しました。その時パンデミックと女性の問題について、日本でも関心が高いことがわかりました。

その後城西大学の元学長だった水田宗子教授の主宰されたシンポジウムで、上野千鶴子氏が日本における新型コロナウイルス対策と女性の問題について発表されました。その時もZoomで参加していた私は、ニュージーランドの状況について、上野氏と少し討論し、日本でも、もっとニュージーランドの状況を知ってほしいという気持ちを強めました。

しかし最も心配だったのは、ＩＯＣや日本政府が、デルタ株の感染が広がっている中で、オリンピック開催を強行しようとしていることでした。

それで、急遽5月に入ってから、この本の執筆を開始しました。

その間6月19日にはニュージーランド学会の総会で、ニュージーランドのコロナ禍対策についてのシンポジウムがあったのにも、Zoomで参加しました。その時、ニュージーランドのコロナ禍対策や、ロックダウン解除以後の状況や、総選挙などについても知ってほしいという思いを強くしました。

そこで、この本の内容の枠を広げることにしたわけです。

しかし書き終わっても、出版先が見つからず、困っていたところ、私が２００２年に『三島由紀夫とテロルの倫理』を出版した作品社から、出版してもよいという返事をいただきました。

しかし8月17日に、オークランドでデルタ株の感染者が1人見つかり、アーダーン首相はレベル４の厳しいロックダウンを実施しました。そこで、デルタ株に対する対応や、感染状況などについては、急遽「補章」を追加し、少し詳しく説明することにしました。

そのため、作品社と、編集者の田中元貴氏には更なるお手数をおかけすることになり、謝意を表するとともに、お礼を申しあげます。

２０２１年10月18日、クライストチャーチにて

[著者略歴]

千種キムラ・スティーブン（Chigusa Kimura-Steven）

元カンタベリー大学（ニュージーランド）教授。

ニュージーランド・クライストチャーチ在住。専門は日本文学。

京都女子大学短期大学部英文科卒。オックスフォード大学(英国)留学。ブリティッシュ・コロンビア大学（カナダ）で修士号、カンタベリー大学で博士号を取得。早稲田大学非常勤講師などを歴任し、現在、早稲田大学ジェンダー研究所招聘研究員。著作に『『三四郎』の世界：漱石を読む』（翰林書房）、『三島由紀夫とテロルの倫理』（作品社）、『『源氏物語』と騎士道物語：王妃との愛』（世織書房）のほか論文多数。

新型コロナ〈感染ゼロ〉戦略、ニュージーランド

2021年12月10日初版第1刷印刷
2021年12月15日初版第1刷発行

著者――千種キムラ・スティーブン

発行者――福田隆雄
発行所――株式会社作品社
〒102-0072 東京都千代田区飯田橋 2-7-4
Tel 03-3262-9753 Fax 03-3262-9757
https://www.sakuhinsha.com
振替口座 00160-3-27183

本文組版――有限会社吉夏社
装丁――小川惟久
印刷・製本―シナノ印刷(株)

ISBN978-4-86182-874-4 C0036